Dr. med. Tassilo König

DAS HILFT BEI OSTEOPOROSE

DR. MED. TASSILO KÖNIG

Das hilft bei Osteoporose

Alles zu Ursachen, Diagnostik und ganzheitlicher Behandlung

herbig

Bildnachweis
Mit 8 Zeichnungen von Nadja Tilke/Guter Punkt GmbH & Co. KG, München, guter-punkt.de (S. 182–185))
Mit 4 Illustrationen von Adobe Stock (S. 16 (©Oleksandr Pokusai), 21 (©nmfotograf), 69 (©designua), 175 (©Kzenon).
Alle übrigen Fotos, Grafiken und Illustrationen stammen aus dem Archiv des Autors.

Impressum
Umschlaggestaltung von Gramisci Editorial Design, München/Sandra Gramisci, unter Verwendung eines Fotos von Adobe Stock/Studio Firma/Stocksy und einer Abbildung von Flaticon.com/Freepik.

Alle Angaben in diesem Buch erfolgen nach bestem Wissen und Gewissen. Sorgfalt bei der Umsetzung ist indes dennoch geboten. Der Verlag und der Autor übernehmen keinerlei Haftung für Personen-, Sach- oder Vermögensschäden, die aus der Anwendung der vorgestellten Materialien, Methoden oder Informationen entstehen könnten.
Alle Angaben, Empfehlungen und Informationen sind ohne jegliche Verpflichtung oder Garantie des Autors. Für die Angaben zu den aufgeführten Produkten kann weder seitens des Autors noch seitens des Verlages eine Gewähr übernommen werden. Bitte fragen Sie in jedem Fall Ihre Therapeutin oder Ihren Therapeuten um Rat, setzen Sie verordnete Medikamente nicht eigenmächtig ab und lassen Sie die Anwendung der hier genannten Präparate auf Ihren speziellen Bedarfsfall von der betreuenden Therapeutin oder dem betreuenden Therapeuten prüfen.
Sollte diese Publikation Links auf Webseiten Dritter enthalten, so übernimmt der Verlag für deren Inhalte keine Haftung, da wir uns diese nicht zu eigen machen, sondern lediglich auf deren Stand zum Zeitpunkt der Erstveröffentlichung verweisen.
Im Interesse der besseren Lesbarkeit wird nicht ausdrücklich in geschlechtsspezifischen Personenbezeichnungen differenziert. Die jeweils im Text gewählte weibliche oder männliche Form schließt die jeweils andere Form gleichberechtigt ein.

Unser gesamtes Programm finden Sie unter **kosmos.de/herbig**
Gedruckt auf chlorfrei gebleichtem Papier

ISBN 978-3-96859-066-0
Projektleitung: Nicole Janke
Redaktion und Lektorat: Ulrike Burgi, Köln
Gestaltungskonzept, Gestaltung und Satz: VerlagsService Dietmar Schmitz GmbH, Heimstetten
Produktion: Vanessa Frömmig
Druck und Bindung: Friedrich Pustet GmbH & Co. KG, Regensburg
Printed in Germany/Imprimé en Allemagne

MIX
Papier | Fördert gute Waldnutzung
FSC® C014889
FSC www.fsc.org

Inhalt

Zum Geleit 7

Vorwort 8

Ursachen – Wissenswertes zur Osteoporose 10

Der Aufbau der Knochen 11
Woher Osteoporose kommt 25
Extra: Medikamente, die Osteoporose begünstigen 43
Seltene Formen der Osteoporose – Osteoporose im Kindes- und Jugendalter 48
Extra: Testen Sie Ihr Osteoporose-Risiko 51

Diagnostik – woran erkenne ich eine Osteoporose? 53

Anamnese zur medizinischen Absicherung 54
Extra: Testen Sie Ihr Sarkopenie-Risiko 58
Extra: Das geriatrische Sturzassessment 61
Analyse der Knochendichte 64
Bioelektrische Impedanzanalyse 72
Analyse des vegetativen Nervensystems 74
Analyse des Darmmikrobioms 75
Ernährungs- und Vitalstoffanalyse 82
Klinische Erstuntersuchung 83

Therapie – was hilft bei Osteoporose? 92

Konventionelle Therapieansätze 93
Extra: Nutzen und Risiken einer Kyphoplastie 94
Spezifisch-medikamentöse Therapie 98
Extra: Osteoporose und Kiefernekrose 117

Ernährungsbasierte Komplementärtherapie 120
Extra: Neigung zu Osteoporose bei veganer Ernährung 139
Extra: Berechnen Sie Ihren Vitamin-D-Bedarf 153
Bewegungstherapie 158

Das Bewegungsprogramm – aktiv mit Osteoporose 165

Knochen, Muskulatur und Nerven richtig trainieren 165
Der Aufbau des Trainings 168
Mehr Lebensenergie durch Qigong und Tai-Chi 176

Kochen für die Knochen – Ernährungstipps und Rezepte 186

Für eine ausgewogene Ernährung sorgen 187
Extra: Wissenswertes für einen guten Kalziumwert 190
Extra: Rezeptvorschläge für eine Osteoporose-angepasste Ernährung 192

Ein Blick über den Tellerrand 203

Neue Denkmuster zulassen 204
Ernährungs- und Lifestyle-Empfehlungen aus asiatischer Sicht 215
Osteoporose und Salutogenese 225

Anhang 229

Weiterführende Informationen 229
Literaturhinweise 229
Danksagung 230

Zum Geleit

Die Zunahme der Frakturhäufigkeit, insbesondere bei Menschen über 70 Jahre, stellt eine Herausforderung für die Akteure im Gesundheitswesen dar. Maßnahmen zur Verhinderung verdienen aufgrund der vorliegenden besorgniserregenden Zahlen besonderes Interesse. Man sollte so weit gehen zu sagen:

Es muss sich etwas ändern bei der Diagnostik und Therapie der Volkskrankheit Osteoporose!

Trotz des umfassenden Wissens über die möglichen Ursachen der Osteoporose wird die Diagnose dieser das Leben und den Alltag der Betroffenen schwer beeinträchtigenden Systemerkrankung in der Regel erst so spät diagnostiziert, dass Brüche von Wirbelkörpern, peripheren Knochen oder des Schenkelhalses es unübersehbar machen. Altersgerechte, qualifiziert angeleitete Bewegung mit den Schwerpunkten Koordination, Kraft, Geschicklichkeit und Ausdauer sind unverzichtbar für einen gesunden Stoffwechsel und damit auch für die Leistungsfähigkeit des Halte- und Bewegungsapparates.

Die heute leider aus verschiedensten Gründen häufig so oberflächlich gewordene symptom- und nicht mehr ausreichend ursachenorientierte Medizin bekommt mit diesem Buch Anregungen, jeden Patienten wieder als eine besondere diagnostische Herausforderung anzusehen und detektivisch ursächliche Zusammenhänge zu identifizieren. Die Korrektur der Symptom-Bekämpfungs-Medizin und damit ein Paradigmenwechsel zur Förderung der Gesundheit im Sinne der von der WHO geforderten Salutogenese ist dringend erforderlich. Mit diesem Buch halten Sie den Anfang in Ihren Händen.

Dr. med. Ulrich Frohberger
Zentrum für Orthopädie und regenerative Medizin Münster (ZOR)

Vorwort

Die erste Patientin mit Osteoporose, die ich als junger Assistenzarzt behandeln durfte, war meine geliebte Großmutter. Es tat mir in der Seele weh, mitansehen zu müssen, wie die Frau, die mich 25 Jahre lang mit ihren Kochkünsten verwöhnt hatte, sprichwörtlich unter meinen Händen zerbrach. Es gab in den 1980er-Jahren außer konventionellen Röntgenbildern keine weitere Möglichkeit der Diagnostik, kaum Laborwerte und nur wenige helfende Medikamente. So beschränkten sich die Maßnahmen, die wir ergreifen konnten, auf Schmerzlinderung, Korsettbehandlung, Krankengymnastik und Massagen sowie auf den Einsatz des einzig sinnvollen Medikaments, das es damals gab.

Die Suche nach den Zusammenhängen, der hormonellen Steuerung und möglichen Beeinflussung des Knochenstoffwechsels währt schon über 100 Jahre. Von Anfang an war es auch eine Suche nach Substanzen, die die Knochenalterung aufhalten (Antiresorptiva) oder den Knochen im Sinne eines »Better Aging« gar wieder aufbauen können (Osteoanabolika). Bereits um 1900 gab es erste Untersuchungen zum Einfluss von Strontium auf den Knochenstoffwechsel. Mit der Innovation der Knochendichtemessgeräte und deren Verbreitung in der Praxis in den 1980er-Jahren geriet die Osteoporose immer mehr in den Fokus von Forschung und Praxis. Im Jahr 1992 habe ich mein erstes Knochendichtemessgerät für die Praxis angeschafft und seither viele Tausend Knochendichtemessungen durchgeführt.

Aber mit der Therapie blieb es weiterhin so eine Sache. Die Bedeutung von Kalzium und Vitamin D war unstrittig. Bei Kalzitonin, Testosteron und Östrogen war es schon komplizierter. Zur spezifischen Therapie gab es eigentlich nur ein Medikament: Natriumfluorid, ein in der Natur vorkommendes Mineral. Dessen Einsatz zur Behandlung der Osteoporose gründete auf der Beobachtung, dass in Regionen mit Trinkwasser-Fluoridierung weniger Schenkelhalsfakturen auftraten. Im Jahr 1961 wurde Natriumfluorid zur Behandlung der postmenopausalen Osteoporose zugelassen. Allerdings war die Nutzung nicht einfach und auch nicht ungefährlich. Denn eine Überdosierung oder eine zu lange Behandlungsdauer führten zwar zu einer erheblichen Verdichtung des Knochens, die man im Röntgenbild dokumentieren konnte. Allerdings ging dieser Knochenzuwachs paradoxerweise mit einer erhöhten Knochenbrüchigkeit einher, das Gegenteil dessen, was wir erreichen wollten. Das zeigte uns Ärzten, dass die Knochendichte allein zur Beurteilung des Therapieerfolges keineswegs ausreichend war.

Inzwischen bin ich selbst Großvater. Wir Ärzte sind nun in der Lage, individuell angepasst und zuverlässig Sie als Patientinnen und Patienten mit Osteoporose zu behandeln. Den Ärztinnen und Ärzten steht heute eine Vielzahl an spezifischen Medikamenten mit unterschiedlichem Wirkungsspektrum zur individualisierten Therapie zur Verfügung. Um aber eine auf den Einzelfall abgestimmte ganzheitliche Therapie anbieten zu können, ist es erforderlich, die individuellen Risikofaktoren zu erkennen, eine entsprechende und umfassende Diagnostik durchzuführen und mit den Patienten im Team unter Beteiligung von Arzt, Physiotherapeuten, Angehörigen, Sozialdiensten und Ernährungscoach ein Therapiekonzept zu erstellen.

Ich möchte Ihnen, ob betroffen oder interessiert, einen Überblick über die aktuellen Erkenntnisse zum Thema Osteoporose geben und Ihnen das nötige Wissen vermitteln, damit Sie zukünftig auf Augenhöhe mit den Therapeutinnen und Therapeuten kommunizieren können. Besonderen Wert lege ich auf die Informationen, die Sie in die Lage versetzen, Ihren persönlichen Lebensstil der Erkrankung Osteoporose anzupassen – um aktiv mit Osteoporose leben zu können. So können Sie sich auf den Weg zu Ihrer Genesung machen. Ich wünsche Ihnen eine helfende Lektüre!

Tassilo König

Ursachen – Wissenswertes zur Osteoporose

Osteoporose ist eine tückische Krankheit. Sie kommt schleichend und über die Jahre, um dann unvermittelt mit dem akuten Frakturereignis zuzuschlagen. Sei es bei einem Sturz auf Glatteis und dem folgenden Handgelenk- oder Unterarmbruch, sei es mit dem Bruch eines Wirbelkörpers beim Anheben des Enkelkindes oder mit einem Schenkelhalsbruch beim nächtlichen Toilettengang. All diese Ereignisse machen aus den Betroffenen im ungünstigsten Fall gebrochene Seelen.

Im Jahr 2019 waren in Deutschland über fünf (!) Millionen Menschen von Osteoporose betroffen, davon 4,5 Mio. Frauen und ca. 1,2 Mio. Männer. Es ereignen sich pro Jahr 831 000 durch eine Osteoporose bedingte Knochenbrüche, das sind 2300 jeden Tag oder 95 Schicksale pro Stunde! Bis zum Jahr 2034 wird sich die Zahl der durch eine Osteoporose bedingten Knochenbrüche auf eine Million erhöhen. Auch in meiner Praxis ist das Frakturereignis einer der häufigsten Gründe, der Patienten mit dem Krankheitsbild Osteoporose konfrontiert. Aber muss es denn erst so weit kommen? Kann man nicht vorbeugend etwas unternehmen, werden Sie berechtigterweise fragen.

Im internationalen Rahmen werden zunehmend die Anstrengungen intensiviert, belastbare Daten und Erkenntnisse über Maßnahmen zur Verhinderung altersassoziierter Knochenbrüche zu erhalten, um faktengestützte Entscheidungsalgorithmen entwickeln zu können. Durch die demografische Wandlung entwickelt sich das Krankheitsbild der Osteoporose zur gesamtgesellschaftlichen Herausforderung. Leider wird aber in den Industrienationen Gesundheit zunehmend als Kostenfaktor und nicht als Ressource empfunden.

Der Aufbau der Knochen

Nach der Definition der Weltgesundheitsorganisation WHO und Fachgesellschaften für Knochenstoffwechselkrankheiten (Osteologie) handelt es sich bei der Osteoporose um eine systemische Erkrankung des gesamten Skeletts, die durch eine Verminderung der Knochenmasse, dem Substanzverlust, zu einer Verschlechterung des Knochengewebes, dem Strukturverlust, führt, die dann mit dem Versagen der Knochenfunktion, dem Funktionsverlust in Form des Knochenbruchs einhergeht.

Mit den Millionen Betroffenen gehört die Osteoporose zu den häufigsten Volkskrankheiten. Sie ist eine lebenslange Erkrankung, und die Behandlung muss, in welcher Form auch immer, lebenslang erfolgen. »Die letzte Tablette nehmen Sie mit ins Grab«, gebe ich meinen Patienten immer mit auf den Weg. Die Versorgung der Frakturen aufgrund von Osteoporose kostet die Gesellschaft derzeit fünf Milliarden Euro jährlich, Tendenz steigend. Aufgrund der dramatischen demografischen Entwicklung der Bevölkerung in den Industrieländern werden die sozioökonomischen Auswirkungen der Osteoporose enorm an Bedeutung gewinnen.

Eine für den Therapieerfolg entscheidende Tatsache ist die Therapietreue der Patienten. Nach dem ersten Jahr der Osteoporosetherapie sind leider auch heute nur etwa 17 % der Patienten der eingeleiteten speziellen Therapie treu. Hier stellt sich die wichtige Frage: Wie können wir die Bedeutung einer effektiven Therapie der Krankheit Osteoporose für die Lebensqualität der Patientinnen und Patienten sowie bei den Angehörigen steigern? Wie können wir die Zusammenarbeit und Kommunikation zwischen Krankenhäusern, Reha-Kliniken und ambulant tätigen Ärzten entscheidend verbessern? Wie kann die Compliance der Patientinnen und Patienten für die Therapie verbessert werden? Denn nur ein Medikament, das auch tatsächlich eingenommen wird, kann helfen!

Einige Fakten vorweg

Mit über 81 000 Fällen zählt die Schenkelhalsfraktur inzwischen zu den häufigsten Frakturen in Deutschland, und durch den derzeit stattfindenden demografischen Wandel steigt auch die Häufigkeit. Unabhängig von der Art der Versorgung versterben heute etwa 33 % der Patientinnen und Patienten nach einem Schenkelhalsbruch in Deutschland noch im ersten Jahr. Dabei ist es ohne Bedeutung, ob eine zementierte oder eine zementfreie Hüftprothese oder eine Frakturverschraubung stattfand. Von den Überlebenden kehren 25 % nie wieder in ihre Wohnung zurück! Und jeder Knochenbruch erhöht das Risiko auf weitere Knochenbrüche (Anschlussfrakturen) deutlich. Bei den über 74-jährigen Frauen beträgt die Frakturrate 41 %, bei den Männern 35 %. Aber nur 9 % (!) der Versicherten (Daten von BARMER) mit einem altersbedingten Knochenbruch erhielten innerhalb eines Jahres eine entsprechende Grundlagendiagnostik mittels Knochendichtemessung und nur 18 % eine adäquate medikamentöse Behandlung. Das sind für eine Industrienation beschämende Daten.

Es gehört auch heute noch in meiner Praxis leider zum Alltag, dass Patienten nach einem Oberschenkelhalsbruch oder nach einer Wirbelkörperfraktur aus dem Krankenhaus entlassen werden, ohne auf die Notwendigkeit einer Messung der Knochendichte hingewiesen oder über die Wahrscheinlichkeit des Vorliegens einer Osteoporose aufgeklärt worden zu sein. Diese Zahlen haben sich in den 30 Jahren meiner beruflichen Tätigkeit zwar leicht verbessert, sind aber immer noch weit von den erforderlichen Zielen entfernt, um einem demografisch begründeten Desaster in den kommenden Jahren zu entgehen. Die Kenntnis und Einstellung vieler klinischer Kollegen zum Krankheitsbild Osteoporose ist sehr zum Leidwesen unserer Patienten weiterhin von Unkenntnis und vielerorts von Ignoranz geprägt.

Hausärzte übermitteln noch viel zu selten notwendige Vorbefunde an die Fachärzte, zu denen sie ihre Patienten zur weiteren Versorgung überweisen. Es verzögert und erschwert die Behandlung der Patienten in unnötiger Weise, wenn die Kapazitäten der

Facharztpraxen mit der Herbeischaffung der erforderlichen Vorbefunde beschäftigt sind. Doppeluntersuchungen besonders im Röntgen und Labor sind die Folge. Ein großes Lob muss ich allerdings den Hausärzten in meinem Einzugsbereich aussprechen. In 30 Jahren vertrauensvoller Zusammenarbeit kann man doch einiges optimieren. Es geschieht heute in guter Regelmäßigkeit, dass ich von den Hausärzten die aktuellen Laborbefunde übermittelt bekomme oder dass von mir empfohlene Laboruntersuchungen beim Hausarzt durchgeführt werden.

Unsere Knochenarchitektur

Die Knochenfunktion gliedert sich in die Stützfunktion des Skeletts und die Stoffwechselfunktion des Knochengewebes. Die Stützfunktion ermöglicht dem Menschen den aufrechten Gang und den Schutz der inneren Organe. Zu den Aufgaben des Knochens als Stoffwechselorgan zählen vor allem die Kontrolle und Gewährleistung eines gesunden Kalzium- und Phosphatstoffwechsels, die Speicherung verschiedener Mineralien und die Hormonproduktion. So stellt das Knochengewebe mit 1 kg Kalzium das größte Kalziumdepot unseres Organismus dar. Die Knochen sind Teil des neuro-muskulo-skelettalen Systems und bilden mit den Nerven, den Muskeln, Sehnen, Faszien und Bändern den Bewegungsapparat. Sie geben dem menschlichen Körper eine Form und ermöglichen ihm die Fortbewegung im Raum. Der grundsätzliche Aufbau eines Knochens gliedert sich in die äußere Knochenhaut (Periost), die dicht gepackte Rinde (Kortikalis) und das Innere, ein Netzwerk aus kleinen Knochenbälkchen, die Spongiosa.

Um sich den wechselnden statischen Anforderungen im Laufe eines Lebens anpassen zu können, unterliegt diese Knochenarchitektur einem lebenslangen und beständigen Auf-, Um- und Abbau. Dieser als bone modelling bezeichnete Prozess wird physikalisch durch Druck-, Scher- und Zugkräfte getriggert und biochemisch durch mannigfache Signalmoleküle orchestriert. Das Zusammenspiel von Knochenauf- und -abbau muss aufeinander abgestimmt und ausbilanziert sein, da sonst Mineralisationsstörungen folgen

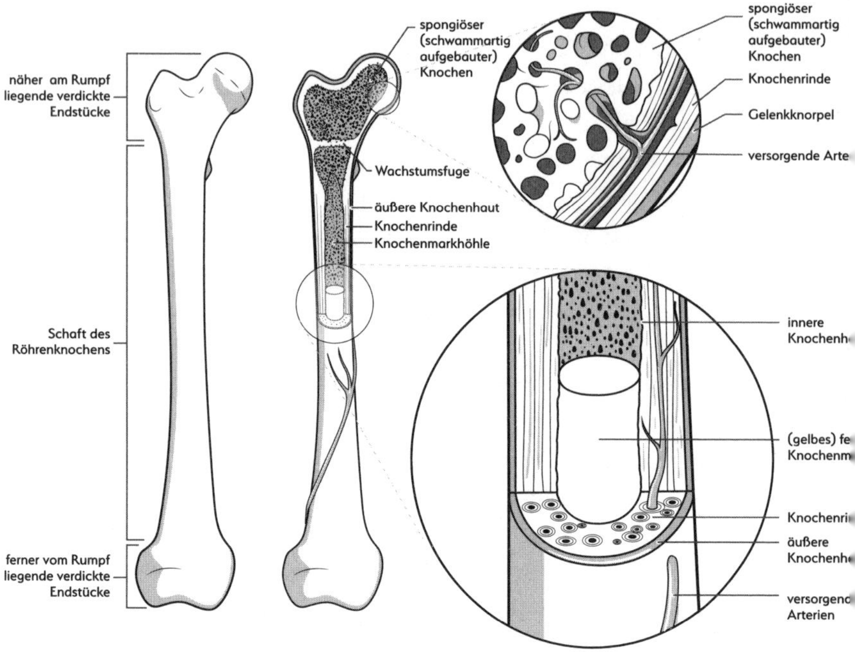

Der Aufbau des Knochens

können. Die mitwirkenden Signalmoleküle werden durch ein fein abgestimmtes Zusammenspiel im Körper mehrfach kontrolliert. Für den Organismus ist dabei ein ausgewogenes Verhältnis der Konzentration von Kalzium, Phosphat und Magnesium erforderlich. Die Konzentrationen werden u.a. durch die Aktivität des Parathormons, des Kalzitonins und durch Vitamin D eingestellt. Die Konzentration von Kalzium im Blut unterliegt einem streng kontrollierten Regelkreis und erlaubt nur eine geringe Schwankungsbreite. Um Defizite im Serum-Kalzium auszugleichen, dient der Knochen als schnell verfügbarer Kalziumspeicher und auch -lieferant. Deswegen sollten Sie auf eine ausgewogene Ernährung mit Gewährleistung einer ausreichenden Kalziumversorgung achten. Kommt es bei einer über die Jahre zu niedrigen Kalziumzufuhr zu einem Kalziummangel, wird dieser durch die unbemerkte Freisetzung von Kalzium aus dem Knochen kompensiert. Eine Osteoporose ist die sichere Konsequenz. Für den Knochenaufbau sind die Osteoblasten, für den Knochenabbau die Osteoklasten verantwortlich. Die Dirigenten des Orchesters sind die Osteozyten. Sie kontrollieren den Regelkreislauf aus Auf- und Abbau. Dabei stehen die Osteozyten als Schaltzentrale durch ein ultrafeines Kanalsystem miteinander in Kommunikation. Dieses Kanalsystem ist mit einer Endolymphe gefüllt, deren physiologische, durch jede Körperaktivität induzierte Bewegung die biochemischen Prozesse in den Osteozyten auslöst.

Unsere Knochen bestehen aus der Knochengrundsubstanz, dem Osteoid, die zum größten Teil aus dreidimensional vernetzten Kollagenmolekülen gebildet wird. In diese Grundsubstanz werden entlang der Kollagenstränge anorganische Kalziumverbindungen eingelagert, die dem Knochen seine Stabilität geben. Die Ausrichtung der Kollagenstränge und damit auch die räumliche Ausrichtung der Kalziumeinlagerung, Trabekel genannt, folgt strengen physikalischen Prinzipien, die sich aus der Druck- und Zugbeanspruchung des jeweiligen Knochens ergeben. Sie sind auch abhängig von der individuellen Konstitution, der Körperhaltung, dem Alter und der körperlichen Beanspruchung des Individuums.

Kollagen weist einen hohen Anteil an Eiweiß auf und sorgt für die notwendige Elastizität des Knochens. Die Aminosäuren Glycin, Prolin und Hydroxyprolin sind die Hauptbestandteile. Eine Eiweißmangelernährung, wie bei Essstörungen, Resorptionsstörungen, bei Darmkrankheiten, durch Medikamente oder Diäten kann eine verminderte Kollagensynthese und damit auch eine Osteoporose zur Folge haben. Achten Sie deshalb immer auf eine ausgewogene Ernährung und sorgen Sie besonders in der Wachstumsphase und im höheren Lebensalter für eine dem erhöhten Bedarf angepasste Proteinaufnahme.

Die Kortikalis ist für ca. 75 % der Knochendichte beim Erwachsenen verantwortlich. Allerdings ist die Knochenfestigkeit nur im Zusammenspiel aller Knochenbestandteile gewährleistet. Der anatomische Aufbau der einzelnen Knochen, ob Röhrenknochen wie beim Schenkelhals, mit einem überwiegenden Anteil von kortikalem Knochen, oder spongiöser Knochen wie im Wirbelkörper, hat erheblichen Einfluss auf die Wirksamkeit der unterschiedlichen Osteoporose-Medikamente.

Störungen im Aufbau

Die maximale Knochenmasse (peak bone mass, kurz PBM) erreicht der menschliche Organismus kurz nach der Pubertät. Diese PBM ist durch genetische Faktoren (Kollagensynthese, Vitamin-D-Rezeptoren u. a.), hormonelle Faktoren (Wachstumsfaktoren, Sexualhormone), über die mechanische Beanspruchung (körperliches Training, Muskelmasse) sowie die Ernährung (Diäten, Eiweißzufuhr, Phosphatbelastung, Vitaminversorgung, Mineralversorgung) beeinflusst. Im Kindesalter zum Beispiel findet das Längenwachstum der Knochen vor allem an den Enden der langen Röhrenknochen, in besonderen Wachstumszonen, den Epiphysenfugen, in den Nachtstunden statt. Deshalb ist ein ausreichend langer und tiefer Schlaf für die Skelettreifung unabdingbar.

Sensible Momente – die Pubertät

Eine besonders sensible Phase der Knochenmineralisation liegt in der Pubertät. Allein in dieser Periode des Wachstums wird etwa die Hälfte der Erwachsenenknochenmasse angelegt. In dieser Phase ist der Knochen daher auch besonders anfällig für Störungen. Östrogenmangel, Zyklusstörungen bei der Frau, Testosteronmangel beim Mann, Störungen der Wachstumshormone, Essstörungen, Diäten, Schlafmangel, vegane oder vegetarische Ernährung oder Mineralmangel sind mögliche negative Einflussfaktoren. So kann es passieren, dass Jugendliche nach der Pubertät bereits ein zu geringes »Guthaben« auf dem Konto der Knochenmasse haben. Die moderne Lebens- und Ernährungsweise heutiger junger Menschen (Fast Food, Softdrinks, Zuckerkonsum, Bewegungsmangel) kann uns zukünftig vor große Herausforderungen stellen.

Ein latenter Testosteronmangel ist weit verbreitet und betrifft auch zunehmend jüngere Männer. Allerdings zeigt sich der Testosteronmangel in jüngeren Jahren eben nicht in einer erektilen Dysfunktion oder verminderter Libido, sondern eher in unspezifischen Symptomen wie Müdigkeit, Kraftlosigkeit, Erschöpfung und Energiemangel. Deshalb sollte bei jüngeren Männern lieber einmal mehr der Testosteronspiegel gemessen werden. Die Bestimmung eines altersadjustierten Testosteronspiegels ist wichtig, um einschätzen zu können, ob eine Testosteronersatztherapie sinnvoll sein könnte. Viele jüngere Männer mit Symptomen eines Testosteronmangels erhalten keine Ersatztherapie, da die Werte nicht erhoben werden. Ein normaler Testosteronspiegel von 300ng/dl für einen 45-Jährigen ist für einen 20-Jährigen eben nicht ausreichend! In der Folge kommt es zu einer verminderten Bildung der peak bone mass.

Verschiedene Studien lassen ebenfalls den Verdacht zu, dass eine frühe kontrazeptive Behandlung (Antibabypille) in Abhängigkeit von den verwendeten Medikamenten einen negativen Effekt auf die PBM hat. So hemmen orale Kontrazeptiva im Tierversuch den adoleszenten Knochenstoffwechsel mit dem Effekt einer reduzierten peak bone mass und einem später erhöhten Frakturrisiko. Insbesondere bei jungen Frauen mit Ko-Risikofaktoren (Osteoporose in der Familie, Nikotinkonsum, Alkoholkonsum, Fehlernährung, Softdrinks, Diabetes mellitus Typ 1) sollte man mit der Verordnung von hormonellen Kontrazeptiva sorgsam sein und vor Beginn der Behandlung die Knochendichte kontrollieren.

Die für den Knochenstoffwechsel der Frau wichtigsten Sexualhormone sind die Östrogene. Da Östrogene die knochenabbauenden Zellen (Osteoklasten) hemmen und damit die Knochenabbaurate bei der Frau kontrollieren, kann durch eine Hormonersatztherapie (HRT) besonders bei früh postmenopausalen Frauen der klimakterisch bedingte Knochenverlust gebremst und auf ein späteres Lebensalter verschoben werden. Die Frau gewinnt Zeit! Doch kann es durch eine alleinige Gabe von Östrogenen in der HRT unter Umständen zu negativen Auswirkungen auf die Gebärmutterschleimhaut kommen. Eine HRT sollten Sie deshalb nur in enger Abstimmung mit Ihrer Frauenärztin oder Ihrem Frauenarzt durchführen. Für den Knochen kann sie dennoch ein Segen sein.

Postmenopausal kommt es durch den relativen Östrogenmangel zu einem beschleunigten Knochenabbau, der sich durch einen raschen Verlust der Knochenmasse an der Wirbelsäule auszeichnet. Deshalb ist der Wirbelkörperbruch auch die häufigste Fraktur für prä- und jüngere postmenopausale Frauen, der Schenkelhalsbruch jedoch für die Hochbetagten. Diesen Tatsachen muss man bei der Auswahl der entsprechenden Medikamente gerecht werden. Im höheren Alter steht neben dem Mineralverlust der bereits eingetretene Strukturverlust in den Röhrenknochen im Vordergrund. Deshalb kommt es zum exponentiellen Anstieg der Häufigkeit von Unterarm- und Schenkelhalsfrakturen im Alter ab 75 Jahre. Während sich der durch den Östrogenmangel beschleunigte postmenopausale Knochenabbau mit antiresorptiven Medikamenten gut behandeln lässt, kann es im hohen Lebensalter nach einem Unterarm- oder Schenkelhalsbruch von großem Vorteil sein, zuerst knochenaufbauende (osteoanabole) Medikamente zu verordnen. Dabei spielt die zeitliche Reihenfolge der verwendeten Medikamente für den Therapieeffekt eine entscheidende Rolle.

Beim Mann tritt adäquat zur Menopause die Andropause auf. Testosteron ist das Hormon der männlichen Keimdrüsen und unser Leistungshormon. Auch Östradiol spielt im Knochenstoffwechsel des Mannes eine Rolle, genauso wie Testosteron im weiblichen Organismus von Bedeutung ist. Testosteron baut durch seine anabolen Effekte Eiweiß und somit Muskelmasse auf, was besonders für junge männliche, sportlich aktive Erwachsene einen positiven Effekt auf das Skelettsystem hat. Eine gute Muskelmasse ist für die Körperkraft, Koordination und eine ausreichend hohe Fettverbrennung entscheidend. Es ist erwiesen, dass Testosteron die Knorpel- und Knochenneubildung stimuliert!

Durch den relativen Testosteronmangel in der Andropause kommt es auch im männlichen Organismus zu deutlichen Verschiebungen. Ein beschleunigter Muskelkraft- und Muskelmasseverlust geht mit einem Knochenmasseverlust einher. Der Umbau der Fettreserven hin zum viszeralen Bauchfett bedingt eine zunehmende Insulinresistenz und einen proentzündlichen Hypercortisolismus, also einen dauerhaft erhöhten Cortisolspiegel im Blut. Dieser hat negative Effekte auf den Knochen, indem er die Kalziumausscheidung über den Urin erhöht, die Kalziumaufnahme im Magen-Darm-Trakt hemmt und den Knochenabbau stimuliert.

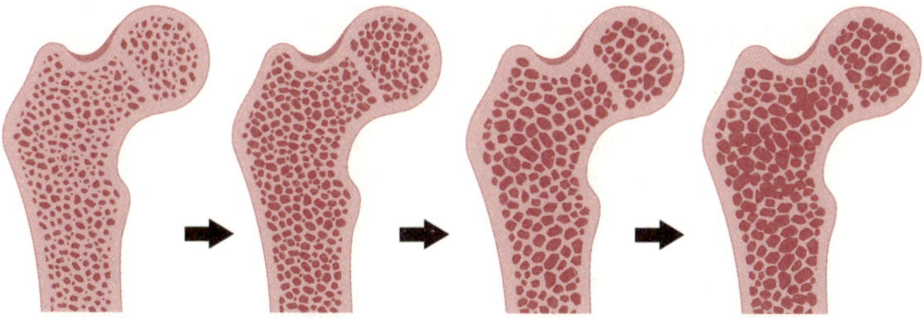

Stadien der Osteoporose

Dem soeben beschriebenen, altersbedingten Verlust an Knochenmasse (primäre Osteoporose) stehen die Fälle spezifischer, durch Begleiterkrankungen ausgelöster Osteoporosen (sekundäre Osteoporose) gegenüber. So kann eine Osteoporose infolge medizinischer Eingriffe auftreten. Bei Frauen ist das häufig bei einer Therapie des Brustkrebses mit Aromatasehemmern, bei Männern durch die antiandrogene Behandlung bei Prostatakarzinom der Fall. Eine Cortisonbehandlung chronisch-entzündlicher Krankheiten wie COPD oder Rheuma löst leider sehr häufig, so segensreich sie für die Betroffenen ist, als Nebenwirkung eine verheerende Osteoporose aus. Auch eine chronisch-entzündliche Darmerkrankung (Morbus Crohn, Zöliakie, Colitis) führt sehr häufig zu Resorptionsstörungen und damit zu einer Osteoporose. Resorptionsstörungen treten aber auch nach einer Operation wegen krankhafter Adipositas auf und verursachen eine schwer zu behandelnde sekundäre Osteoporose. Tatsächlich können viele der im Alltag eingesetzten Medikamente als Nebenwirkung eine Osteoporose nach sich ziehen.

Was unterscheidet eine primäre von einer sekundären Osteoporose?

Der altersassoziierte, das Normalmaß überschreitende Verlust an Knochenmasse wird als primäre Osteoporose bezeichnet. Hauptursachen dieser Form der Osteoporose sind neben der genetischen Disposition individuelle Ernährungs-, Verhaltens- und hormonelle Faktoren.

Im klinischen Alltag begegnen uns immer häufiger die Fälle sekundärer Osteoporosen, die infolge medizinischer Maßnahmen oder als Begleiterscheinung einer schweren Grunderkrankung auftreten. So segensreich manches Medikament für die Behandlung von schweren Krankheiten ist, dessen Nebenwirkungen auf den komplexen Knochenstoffwechsel sollten immer Beachtung finden. Nachdenklich müssen uns die sekundären Osteoporosen machen, die als Nebenwirkung einer viel zu unkritischen oder vermeidbaren Medikamenteneinnahme auftreten.

Nicht zuletzt sind viele Krankheitsbilder, wie zum Beispiel Arthrose oder Osteoporose, polygenetisch und epigenetisch beeinflusst. Verschiedenste Gene spielen in der Regulation des Knorpel- und Knochenstoffwechsels eine bedeutende Rolle. So können Veränderungen auf einer Vielzahl von Genen zu mannigfaltigsten Störungen vom Kalziumstoffwechsel über die Matrix- und Eiweißsynthese bis zum Hormonhaushalt und zu Alterungsprozessen führen. Über die Veränderungen im Darmbiom können epigenetische Einflüsse festgelegte genetische Programme individuell beeinflussen.

Der Knochenstoffwechsel

Der gesunde Knochen unterliegt zeitlebens einem ständigen Auf- und Abbau, alter Knochen wird abgebaut und durch neuen Knochen ersetzt. Dieser bone remodelling genannte Umformungsprozess dient der strukturellen Anpassung der Knochenarchitektur an veränderte Belastungsbedingungen nach dem Pauwel'schen Gesetz. So kann sich zum Beispiel nach einem Knochenbruch eine Belastungsachse verschoben haben. Auch im Rahmen eines Krafttrainings ist eine Anpassung der Knochenstruktur an die geänderten Anforderungen erforderlich. Im gesunden Kochen herrscht ein ausgewogenes Verhältnis zwischen Knochenaufbau und Knochenabbau.

Die Knochensubstanz besteht zu 30 % aus kollagenem Bindegewebe (Knochenmatrix mit den darin befindlichen Knochenzellen) sowie 70 % Mineral (Hydroxylapatit). Die knochenproduzierenden Zellen (Osteoblasten) findet man an der Knochenoberfläche. Sie sorgen für die Synthese des Stützgewebes (Knochenmatrix) und deren Mineralisation (bone remodelling). Die knochenfressenden Zellen (Osteoklasten) sind für den Abbau alten Knochens zuständig und finden sich demzufolge in den Resorptionslakunen. Die dritte Zellart im Knochen, die Osteozyten, die unter dem Einfluss verschiedenster Regulatoren und Stimuli stehen, synchronisieren das Zusammenspiel (coupling) von Knochenaufbau und Knochenabbau. Das modelling stellt das normale Knochenwachstum dar, während das bone remodelling der Anpassung, Knochenbruchheilung und dem Kalziumgleichgewicht dient. Die Konzentration, Aktivität und Zusammensetzung der verschiedenen Botenstoffe und Stimuli entscheiden über die Bilanz des Umbaus. Sinkende Östrogen- oder Testosteronspiegel führen ebenso zum Überwiegen des Knochenabbaus wie die langfristige Einnahme von Cortison, eine chronische Entzündung oder ein Vitamin-D-Mangel. Körperliches Training und mechanische Belastung (u.a. Vibration, Krafttraining) können den Knochenaufbau stimulieren.

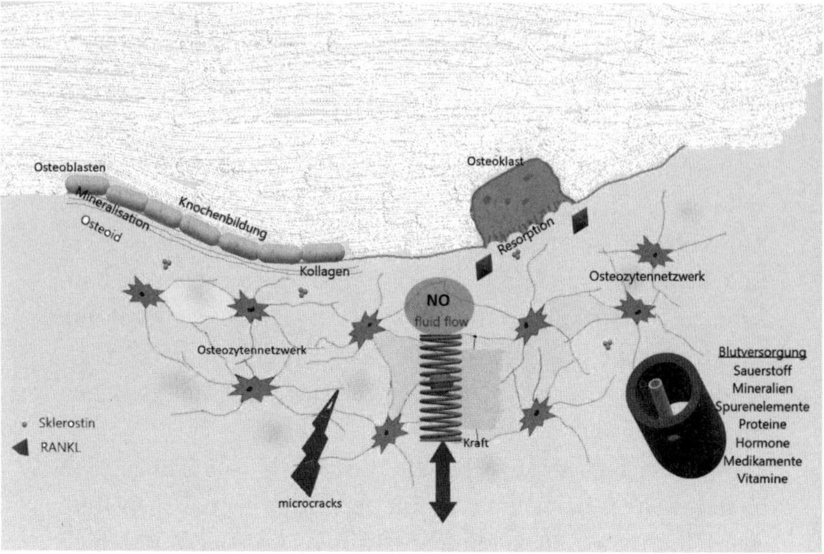

Ausschnitt der Regulation des Knochenstoffwechsels

Über ein komplexes Rückkopplungssystem mit mannigfachen Botenstoffen wie zum Beispiel RANKL, FGF23, Osteoprotegerin, Sclerostin, Osteocalcin und Cathepsin wird ein ausgewogenes Verhältnis von Knochenaufbau und Knochenabbau sichergestellt. Auf einen beschleunigten Abbau nach einem Knochenbruch folgt in der Regel ein gesteigerter Knochenaufbau (Kallus). Erst die Entkopplung dieser Regelkreisläufe führt zu krankhaften Veränderungen mit überwiegendem Knochenabbau (Osteoporose, Pseudarthrose), überwiegendem Knochenaufbau (Sklerose) oder zu einer Knochenmineralisationsstörung (Osteomalazie).

In den letzten Jahren erlangte der Knochen immer mehr Aufmerksamkeit als Stoffwechselorgan und als ein Hormone produzierendes Organsystem. Dabei sind die Osteozyten die Vermittler der Reizaufnahme und Reizweiterleitung im Knochen. Die mechanische Belastung ist der Schlüsselreiz für den Knochen. Die Informationsverarbeitung erfolgt in einem dreidimensionalen Endolymphsystem, in das die Osteozyten mit ihren Zellfortsätzen, den Dendriten, eintauchen. Sie sind für die Umwandlung mechanischer Reize in komplexe biochemische Reaktionen verantwortlich. Jeder Osteozyt besitzt bis zu neunzig dieser Fortsätze, mit denen er Kontakt zu den benachbarten Osteozyten aufnimmt und Informationen austauscht. Stellen Sie sich dies am besten ähnlich zu der Kommunikation unter Nervenzellen im Gehirn vor.

Gerät die Endolymphe durch Körperbewegungen in Schwingungen (Fluid Flow) werden die Fortsätze der Zellen gereizt. Unter adäquater mechanischer Belastung erhöht sich der Fluid Flow im Osteozytennetzwerk. In der Folge kommt es zu einer Hemmung von knochenabbauenden und einer Stimulation von knochenaufbauenden Zellen. Der Prozess des Remodelling ist gestartet. Eine Ruhigstellung von Knochen, wie bei Bettruhe oder im Gipsverband, hat eine sofortige Verminderung des Fluid Flow zur Folge. Das erklärt den sehr schnellen Knochendichteverlust, wenn eine Krankheit zur Ruhigstellung zwingt. In der Schwerelosigkeit kommt der Fluid Flow komplett zum Erliegen. Deshalb verdanken die Osteologen wichtige Erkenntnisse der Grundlagenforschung der Raumfahrtmedizin. Eine Immobilisierung älterer Patienten muss aus diesem Grund unbedingt vermieden werden. Bei einer mechanischen Überlastung des Systems, dem Knochenbruch, kommt es zur Durchtrennung der Dendriten und dem Erliegen des Fluid Flow. So wird die zur Reparatur notwendige Knochenresorption eingeleitet und über eine positive Rückkopplung die Knochenneubildung angeregt.

Besonders erwähnenswert ist einer der wichtigsten Botenstoffe in diesem Regulationssystem: das Stickstoffmonoxid (NO). NO löst eine Knochenneubildung aus und hält die Osteozyten am Leben. In Folge fehlender mechanischer Belastung kommt es zu einem Mangel an NO. Das führt zum Absterben der Osteozyten und zu beschleunigter Knochenresorption. Die Aminosäure L-Arginin ist mit vier Stickstoffatomen der wichtigste Stickstofflieferant im Organismus. Das zeigt die Bedeutung einer adäquaten Nährstoff-, insbesondere Proteinversorgung für den Knochen, die auch für die Kollagensynthese in der Knochen- und Knorpelmatrix essenziell ist.

All diese Prozesse sind in höchstem Maße energieabhängig. Die dafür erforderliche Energie liefern die Kraftwerke der Zellen, die Mitochondrien. Diese Erkenntnis ist derartig bahnbrechend, dass seit kurzer Zeit eine ganz neue Richtung in der Medizin entstanden ist, die mitochondriale Medizin. Besonders während der Knochenbruchheilung sind die Mitochondrien auf eine adäquate Versorgung mit Substraten, Nährstoffen, Vitaminen und Mineralien angewiesen. Der Energiebedarf ist während einer Erkrankung und in einer Genesungsphase wesentlich erhöht. Im Ergebnis der erhöhten mitochondrialen Aktivität kommt es zu einem vermehrten Anfall freier Radikale mit der Folge nitrosativen und oxidativen Stresses. Dafür ist eine ausreichend hohe Versorgung mit Antioxydantien wie Vitamin C und E sowie Coenzym Q10 Grundvoraussetzung zur Entgiftung. Der Bedarf an diesen Substanzen kann die empfohlenen Verzehrempfehlungen auch zeitweilig überschreiten.

Eine komplexe Krankheit

Die Osteoporose ist ein klassischer Vertreter einer Volkskrankheit. Obwohl sie so häufig auftritt, hohe volkswirtschaftliche Kosten verursacht und den Betroffenen großes Leid zufügt, ist sie in der Aufmerksamkeit der Gesellschaft und Politik unzureichend repräsentiert. Sie ist eben nicht nur eine Erkrankung der Alten, sondern kann aufgrund unterschiedlichster individueller Risikofaktoren in jedem Lebensalter auftreten.

Die wechselseitigen Bedingtheiten im neuro-muskulo-skelettalen System zeigen uns den komplexen Charakter des Krankheitsbildes. Ein so sensibel und fein vernetztes System wie der Knochenstoffwechsel kann immer nur so leistungsfähig sein wie sein schwächstes Glied. Ein Mangel einer Substanz oder einer Ressource zieht unweigerlich eine Dysfunktion des ganzen Systems nach sich. Eine erfolgreiche Behandlung setzt daher neben einer komplexen Diagnostik einen multifaktoriellen Therapieansatz von Patient und Arzt voraus.

Woher Osteoporose kommt

Das Risiko, an Osteoporose zu erkranken, wird durch allgemeine, individuelle unvermeidbare und vermeidbare Faktoren wesentlich mitbestimmt. Diese Faktoren werden in ihrer Bedeutung unterschiedlich stark gewichtet. Hatten Ihre Mutter oder Ihr Vater einen Schenkelhalsbruch, so ist Ihr eigenes Risiko für eine Osteoporose stark erhöht. Ist es bei Ihnen selbst bereits zu einem Knochenbruch nach dem 50. Lebensjahr gekommen, so ist das Risiko, weitere Brüche zu erleiden, wesentlich erhöht. Es gibt auch Medikamente, die zu einer Erhöhung des Knochenbruchrisikos führen. So gilt Cortison, das bei schweren Entzündungen, Autoimmunkrankheiten oder Rheuma sehr hilfreich eingesetzt wird, als knochenschädigendes Präparat. Oft kommt es bereits innerhalb des ersten halben Jahres der Cortisoneinnahme zu einer Entkalkung des Knochens. Deshalb sollte heute vor Beginn einer längerfristigen Cortisonbehandlung eine Knochendichtemessung erfolgen.

Mögliche Faktoren der Erkrankung

Familiäre Disposition. In jeder Stunde ereignen sich in Deutschland 95 Schenkelhalsbrüche. Ist ein solcher Bruch bei Ihrer Mutter oder Ihrem Vater eingetreten, erhöht das Ihr eigenes Risiko, einen Knochenbruch zu erleiden, um das 1,5- bis 2-Fache! In einem solchen Fall sollten Sie Ihre eigene Knochendichte messen und Ihr Frakturrisiko bestimmen lassen, um bei Bedarf eine genaue Diagnose und eine rechtzeitige Behandlung zu erhalten. Jedoch sind nicht alle Schenkelhalsbrüche auf Osteoporose zurückzuführen. Es gibt auch andere Gründe, warum ein Schenkelhalsbruch auftreten kann, wie beispielsweise eine traumatische Verletzung. Wenn in Ihrer Familie also ein Schenkelhalsbruch aufgetreten sein sollte, ist es wichtig, dies mit Ihrem Arzt zu besprechen, um eine genaue Diagnose und eine entsprechende Behandlung zu erhalten. Die Schenkelhalsfraktur von Vater oder Mutter ist sowohl bei Männern als auch bei postmenopausalen Frauen ein alters- und geschlechtsunabhängiger Risikofaktor für eine eigene

Schenkelhalsfraktur. Die Knochendichte hat im Fall der Schenkelhalsfraktur nur einen unwesentlichen Einfluss auf das Krankheitsgeschehen.

Ethnische Zugehörigkeit. Es gibt einige Hinweise darauf, dass die ethnische Zugehörigkeit eine Rolle bei der Entwicklung von Osteoporose und dem Risiko von Knochenbrüchen spielen kann. Studien zeigen, dass Asiaten, insbesondere Frauen aus Südasien, ein höheres Risiko für Osteoporose und Knochenbrüche haben können als Kaukasier. Eine der Hauptursachen für dieses erhöhte Risiko ist ein niedriges Niveau der Knochenmineraldichte, das bei diesen Bevölkerungsgruppen häufiger vorkommt. Es gibt auch Hinweise darauf, dass genetische Faktoren eine Rolle bei der Entwicklung von Osteoporose und dem Risiko von Knochenbrüchen spielen können. Auf der anderen Seite haben Afroamerikaner und Hispanics in einigen Studien ein geringeres Risiko für Osteoporose und Knochenbrüche als Kaukasier. Dies könnte auf höhere Werte an Knochenmineraldichte zurückzuführen sein, die bei diesen Gruppen beobachtet wurden. Es können jedoch auch innerhalb von Bevölkerungsgruppen große Unterschiede in der Knochengesundheit und dem Risiko von Knochenbrüchen bestehen.

Alter. Das Alter spielt eine entscheidende Rolle bei der Entstehung von Osteoporose. Mit zunehmendem Alter verlieren die Knochen physiologisch an Dichte und Festigkeit, was zu einem höheren Risiko für Osteoporose und Knochenbrüche führen kann. Osteoporose wird daher oft als altersbedingte Erkrankung betrachtet. Bei Frauen beschleunigt sich der Knochendichte-Verlust insbesondere nach der Menopause, da der Östrogenspiegel sinkt. Wenn die Östrogenproduktion nach der Menopause abnimmt, kann dies zu einem beschleunigten Knochenverlust führen.

Es besteht ein generell erhöhtes Risiko für das Vorliegen einer Osteoporose und Frakturen bei Frauen ab dem 70. Lebensjahr und für Männer ab dem 80. Lebensjahr. Männer erleiden zwar im Durchschnitt später im Leben Knochenbrüche als Frauen, aber wenn sie Knochenbrüche erleiden, sind diese häufiger mit einer höheren Sterblichkeitsrate verbunden. Die Rate von Schenkelhalsfrakturen (Inzidenz) steigt von 33,5 Fällen bei den 50-Jährigen auf über 1800 Fälle bei den über 90-jährigen Frauen. Die Rate an Wirbelkörperfrakturen verdoppelt sich ab dem 50. Lebensjahr mit jedem Lebensjahrzehnt. Jedoch: Osteoporose ist nicht zwangsläufig ein natürlicher Teil des Alterungsprozesses. Es gibt viele Faktoren, die das Risiko für Osteoporose und Knochenbrüche beeinflussen.

Geschlecht. Frauen erkranken 5- bis 7-mal häufiger an Osteoporose als Männer. Vor allem mit Beginn der Menopause sind Frauen einem erhöhten Risiko für Knochenbrüche ausgesetzt. Durch den Östrogenmangel wird ein beschleunigter Knochenumbau induziert. Nach den Wechseljahren produzieren Frauen weniger Östrogen, was zu einem verstärkten Knochenabbau führen kann. So verlieren Frauen früher und schneller an Knochenmasse und -dichte als Männer. In der Regel setzt die Krankheit bei Männern zehn Jahre später ein als bei den Frauen.

Aber auch der Knochenstoffwechsel von Männern ändert sich in der Andropause. Die nachlassende Testosteronproduktion induziert ein Ungleichgewicht von Knochenaufbau und -abbau. Sowohl bei den Frauen als auch bei den Männern kann in dieser frühen Phase des hormonell induzierten beschleunigten Knochenabbaus der Einsatz niedrig dosierter Hormone segensreich wirken und das Auftreten der Osteoporose verzögern.

Bei etwa 66 % der Männer mit Osteoporose liegt eine ursächliche Grunderkrankung vor. Die sogenannten sekundären Osteoporosen können bedingt sein durch hämatologische Erkrankungen (Myelom, Leukämie, Mastozytose), durch hormonelle Ursachen (Schilddrüse, Nebenschilddrüse, Sexualorgane), gastrointestinale Krankheiten (chronisch entzündliche Darmerkrankungen, Leberzirrhose), rheumatische Krankheiten (rheumatische Arthritis, ankylosierende Spondylarthritis), angeborene Defekte oder weitere Krankheiten wie Diabetes mellitus, Niereninsuffizienz, COPD, Essstörungen und Dauermedikamente (Cortisonpräparate). Wegen der Gefahr einer versteckten Grunderkrankung sollten Männer ihre Risikofaktoren beachten und die Diagnose ernst nehmen. Je jünger der Mann zum Zeitpunkt der Erstdiagnose einer Osteoporose ist und je schwerer die Minderung der Knochendichte ist, umso wahrscheinlicher ist das Vorliegen einer Grunderkrankung, nach der gesucht werden muss, wenn sie nicht bekannt ist. Besonders in Fällen mit einer Diskrepanz zwischen einer moderaten Minderung der Knochendichte, aber vorbestehenden Knochenbrüchen sollte eine konsequente Differenzialdiagnostik erfolgen.

FALLBEISPIEL *Die Bedeutung von interdisziplinärer Zusammenarbeit – Der Fall Herr K. H.*

Im Oktober 2014 stellte sich ein 77-jähriger Patient wegen Rückenbeschwerden bei mir vor. Bei ihm war im Jahr 2009 ein Prostatakarzinom behandelt worden. Er kam eine Woche nach einem Check-up im Krankenhaus zu uns. Im Krankenhaus seien eine Magenspiegelung, eine Darmspiegelung, eine Röntgenuntersuchung der Wirbelsäule und eine umfangreiche Laboruntersuchung durchgeführt worden, so erzählte er. Alle Befunde wurden für unauffällig erklärt. Bei der klinischen Untersuchung fiel ein stärkerer Rundrücken mit einem Klopfschmerz der Brustwirbelsäule auf. Die Beweglichkeit der Brustwirbelsäule war vollkommen aufgehoben. Obwohl die letzten Röntgenaufnahmen während des stationären Aufenthalts vor einer Woche durchgeführt worden waren, entschloss ich mich zu einem erneuten Röntgen der Wirbelsäule. Ich sah frische Wirbelkörperbrüche der Brustwirbel 10, 11 und 12. In der Laborkontrolle fielen pathologische Veränderungen im Differenzialblutbild auf. Tatsächlich lag ein Lymphom Grad IIIa vor. Man empfahl eine Laborkontrolle in 3–5 Monaten. Das meinerseits sofort veranlasste MRT zeigte einen großen Tumor vor und in der Wirbelsäule, der vom 4. Brustwirbel bis zum 2. Lendenwirbel reichte und die ganze Hauptschlagader ummauerte. Die Wirbelkörper waren durch

Tumormassen infiltriert, die bis in den Spinalkanal reichten. Verständlicherweise hatte mein Patient starke Rückenschmerzen! Ich versorgte ihn mit einem Korsett und wies ihn in die Hämato-Onkologie ein, wo er eine Chemo- und Strahlentherapie erhielt. Nachdem die primäre Tumortherapie abgeschlossen war, begannen wir eine osteo-onkologische Behandlung. Der Patient ist bis zum heutigen Tag ohne Rezidiv. Dieses Beispiel zeigt eindrucksvoll, wie wichtig eine enge interdisziplinäre Zusammenarbeit mit permanenter Prüfung und schneller Übermittlung der Befunde im Interesse der Patienten ist.

Stattgehabte Knochenbrüche ohne Trauma. Ist es nach Ihrem 50. Geburtstag zu drei oder mehr Knochenbrüchen gekommen, ohne dass ein adäquates Trauma vorgelegen hat, besteht die Indikation zu einer umfassenden Osteoporosediagnostik (außer nach Finger-, Zehen-, Schädel- und Sprunggelenkbrüchen). Eine Wirbelkörperfraktur 2. bis 3. Grades ohne einen entsprechenden Unfall oder mehrfache Wirbelbrüche erhöhen das Risiko für weitere Frakturen. Mit der Anzahl der vorbestehenden Frakturen und dem Schweregrad der Wirbelkörperfrakturen nimmt das Risiko kontinuierlich bis um das 10-Fache zu.

Eine eigene Schenkelhalsfraktur nach dem 50. Lebensjahr erlitten zu haben, birgt nach der aktuellen Studienlage das höchste Risiko in sich, im Folgejahr eine weitere große Fraktur zu erleiden (imminentes Frakturrisiko). Eine vorbestehende Beckenfraktur erhöht das Risiko für eine nachfolgende Schenkelhalsfraktur. Daten zur Erhöhung der Anzahl von Wirbelkörperfrakturen nach einer Beckenfraktur liegen jedoch nicht vor.

FALL-BEISPIEL *Beckenfraktur als Signalfraktur für eine schwere Osteoporose – der Fall Frau E. H.*

Eine 84-jährige Patientin stellt sich erstmalig in der Praxis vor. Sie kommt mit dem eigenen Pkw und betritt die Praxis ohne Gehhilfen. Sie gibt an, drei Jahre lang zu Hause ihren ca. 100 kg schweren Ehemann gepflegt zu haben. Seit etwa acht Wochen leide sie an tiefsitzenden Rückenschmerzen, die in die linke Hüfte und die Leiste ausstrahlen. Der Hausarzt habe sie mit Schmerzmitteln versorgt. Ein Unfall wurde auch auf mehrmaliges Nachfragen verneint.

Bei der Untersuchung war die Beweglichkeit beider Hüftgelenke in etwa altersentsprechend und nicht nennenswert eingeschränkt. Das Gangbild war leicht wankend und kleinschrittig und wirkte etwas unsicher. Im Röntgenbild des Beckens zeigten sich multiple Frakturen des gesamten Beckenskeletts bei einer schweren Entkalkung. In der Röntgenaufnahme der Lendenwirbelsäule (LWS) kamen Frakturen des 3. und 5. Lendenwirbelkörpers zum Vorschein. Die daraufhin veranlasste CT-Untersuchung von Becken und LWS bestätigte die Wirbelbrüche und offenbarte zusätzlich mehrzeitige Knochenbrüche der Kreuzbeine, des linken Schambeinastes und der Sitzbeine. Was muss diese tapfere Frau in den letzten Jahren für Schmerzen durchlitten haben, und dabei hat sie noch aufopferungsvoll ihren Ehemann gepflegt! Der Vitamin-D-Spiegel lag mit 13,5 ng/ml weit unter dem Normwert (> 20), ebenso der Vitamin-B_{12}-Spiegel mit 125 ng/l (NW 200–1000 ng/l).

Wir führten bei der Patientin mit einer sogenannten high-turnover-Osteoporose und einer Osteomalazie eine hoch dosierte Vitamin-D- und Vitamin-B-Substitution durch. Außerdem erhielt die Patientin ein hochwirksames zu injizierendes antiresorptives Osteoporose-Medikament. Eine entsprechende Nahrungsoptimierung wurde begonnen. Diese umfasste dreimal täglich eine Zwischenmahlzeit mit 15 g Eiweiß pro Portion, zudem Kalziumcitrat, die Vitamine C, K, B_6, B_9, B_{12} sowie Magnesium, Mangan und Zink. Auf eine operative Versorgung verzichtete die Patientin. Nach sechs Wochen ging es ihr den Umständen entsprechend gut.

Neun Wochen nach der Erstvorstellung und Beginn der Therapie gab die Patientin einen Belastungs- und Anlaufschmerz in der rechten Leiste an. Die Röntgenkontrolle zeigte frische Frakturen des oberen und des unteren Schambeinastes rechts bei einer beginnenden Knochenbruchheilung links.

Nicht nur die Unterarm- und die Schenkelhalsfraktur, sondern auch die Beckenfrakturen sollten heute als sogenannte Signalfrakturen für eine schwere manifeste Osteoporose wahrgenommen werden. Die Wahrscheinlichkeit für Anschlussfrakturen ist extrem erhöht.

Was verbirgt sich hinter einer Osteomalazie?

Als Osteomalazie bezeichnet man eine Knochenmineralisationsstörung (griechisch malakia = Weiche), im Kindesalter als Rachitis bekannt. Sie ist schmerzhaft und führt zur Verformung der langen Röhrenknochen. Die Hauptursache einer Osteomalazie ist heute ein besonders im Alter häufig auftretender schwerer und langanhaltender Vitamin-D-Mangel. Daneben gibt es noch weitere Ursachen. Da die Osteomalazie zu einem unmineralisierten Knochen führt, wird auch hier eine verminderte Knochendichte gemessen werden, die allerdings ganz andere Ursachen hat als bei einer Osteoporose und dementsprechend auch anders behandelt werden muss! Sehr häufig anzutreffen ist das gleichzeitige Auftreten von Osteomalazie und Osteoporose, die Osteoporomalazie. Bei der Therapie sollte immer erst die Osteomalazie behoben werden, bevor eine Therapie der Osteoporose erfolgt. Gerade wenn man sich für eine osteoanabole Therapie der Osteoporose entscheidet, würde sonst nur vermehrt unmineralisierter Knochen entstehen ohne Effekt auf die Frakturgefährdung.

Mögliche Begleiterkrankungen

Es gibt einige Erkrankungen, die aufgrund ihrer Pathogenese per se zu einem erhöhten Knochenbruchrisiko führen oder deren Therapie das Auftreten einer Osteoporose begünstigt. Sie sollten diese Krankheiten kennen, da Sie möglicherweise davon selbst betroffen sind und noch nicht wissen, dass Sie der Gefahr einer Osteoporose ausgesetzt sind.

Chronisch obstruktive Lungenerkrankung (COPD). Menschen mit COPD haben ein höheres Risiko für Osteoporose und Knochenbrüche, insbesondere Wirbelbrüche. Nach einer neuen Studie spanischer Forscher haben Patienten mit einer COPD ein doppelt so hohes Risiko, eine Gebrechlichkeit zu entwickeln, als ohne COPD. In einer Langzeitstudie mit über 2700 COPD-Patienten führte die Komorbidität von COPD und Gebrechlichkeit leider zu einem bis zu 95 % erhöhten Dreijahres-Sterblichkeitsrisiko. Es gibt mehrere Faktoren, die zu diesem erhöhten Risiko beitragen können. Einer davon ist, dass Menschen mit COPD oft weniger körperlich aktiv sind, was dazu führen kann, dass sie an Knochenmasse und -dichte verlieren. Rauchen, das oft mit COPD verbunden ist, kann ebenfalls zu einem erhöhten Knochenabbau führen. Häufig kommt es im Verlauf einer COPD zu einer Übersäuerung. Diese führt zu einem Kalziumverlust, da über die Nieren mehr Kalzium ausgeschieden wird. Zusätzlich erhöht Cortison, das sehr häufig bei der Therapie der COPD angewendet wird, die negativen Effekte auf den Knochen. Es erhöht die Kalziumausscheidung über den Urin, hemmt die Kalziumaufnahme im Darm und erhöht den Vitamin-D-Bedarf. Durch Cortison werden die knochenabbauenden Zellen (Osteoklasten) direkt aktiviert, und der Knochenabbau beginnt den Knochenaufbau zu überwiegen. 30–50 % der Patienten mit einer Cortisontherapie entwickeln eine Osteoporose. Glucocorticoide (GC), die als Spray eingesetzt werden, haben einen weniger stark ausgeprägten negativen Effekt auf den Knochen als die systemische Anwendung.

Chronisch entzündliche Darmkrankheiten (Zöliakie, Sprue, M. Crohn, Colitis). Chronisch entzündliche Darmkrankheiten führen zu einer Resorptionsstörung für Mineralien und Eiweiß. Die daraus resultierende und frühzeitige Knochenmineralisationsstörung wird durch den Einsatz der Glucocorticoide zur Entzündungshemmung noch verstärkt. In einem hohen Prozentsatz leiden schon jüngere Patientinnen und Patienten mit chronisch entzündlichen Darmerkrankungen unter einer Osteoporose.

Resektions-Operationen des Magen-Darm-Traktes. Immer häufiger werden Operationen zur Behandlung einer krankhaften Adipositas eingesetzt. Dabei werden Abschnitte des Magen-Darm-Kanals entfernt oder »kurzgeschlossen«. Etwa 4–5 Jahre nach einer sogenannten bariatrischen Operation ist das Frakturrisiko dieser Patienten stark erhöht. Die Knochenumbauparameter im Labor steigen als Zeichen eines gesteigerten Knochenumsatzes stark an (high turnover). Regelhaft kommt es zur mangelnden Aufnahme von Vitamin D, Kalzium und Eiweiß. Es werden dringend die Kontrolle des Knochenmineralgehalts sowie eine Vitamin-D-, Kalzium- und Eiweißsubstitution empfohlen.

Rheuma, chronische Entzündungen/SLE/M. Bechterew. Bei einer dauerhaft erhöhten Konzentration an Entzündungsmediatoren (Interleukin, Tumor Nekrose Faktor TNF) kommt es zu einer Aktivierung der knochenabbauenden Zellen (Osteoklasten). Gleichzeitig wird bei der rheumatoiden Arthritis die Knochenreparatur (Osteoblasten) massiv gestört. Diese doppelt negative Wirkung auf die Knochenhomöostase erklärt die zum Teil massive und schnelle Zerstörung von Knochengewebe bei einer rheumatischen Erkrankung. Zusätzlich haben verschiedene, bei der rheumatischen Arthritis zum Einsatz kommende Medikamente negative Effekte auf den Knochen. Wird die Diagnose einer rheumatischen Erkrankung gestellt, sollte frühzeitig eine osteologische Basisdiagnostik einschließlich Knochendichtemessung erfolgen. Generell kann man sich merken: je mehr Entzündung und je weniger Bewegung, umso schlechter für den Knochen.

Diabetes mellitus. Das Frakturrisiko ist bei Patienten nach fünf Jahren Krankheitsdauer mit Diabetes mellitus Typ 2, dem Altersdiabetes, doppelt so hoch wie bei Patienten ohne Diabetes mellitus. Es kommt dabei vermehrt zu Wirbelkörperbrüchen, wobei die Knochendichte niedrig normal sein kann! Ein Typ-1-Diabetes erhöht geschlechtsunabhängig das Frakturrisiko für Schenkelhals- und Wirbelkörperfrakturen. Das Hüftfrakturrisiko ist bei

Diabetes mellitus Typ 1 um das 5-Fache erhöht. Die Effekte des gestörten Zuckerstoffwechsels sind sehr komplex und reichen von einer Störung der Bindegewebssynthese mit Wundheilungsstörungen über eine veränderte Produktion von Botenstoffen des Knochenstoffwechsels wie Sclerostin und Wachstumsfaktoren, gesteigertem oxidativen Stress, Knochenmarkverfettung bis zu systemischen Effekten einer allgemein verminderten körperlichen Aktivität, erhöhtem Sturzrisiko, vermindertem Vitamin-D-Spiegel bis zur Neurodegeneration mit gestörter Tiefensensibilität und erhöhter Sturzneigung. Häufig ist der Diabetes mellitus mit einem krankhaften Übergewicht verbunden, das zu einer chronisch stummen Entzündung, der silent inflammation, und zu einer Übersäuerung und zu einem Vitamin-D-Mangel führt.

Ein früher Diabetes mellitus Typ 1 hat häufig eine verringerte Ausgangsknochendichte im frühen Erwachsenenalter (peak bone mass) zur Folge. Die Patienten erreichen oft schon im jungen Erwachsenenalter nicht die altersnormale Knochendichte. Das Frakturrisiko ist bei Patienten mit Diabetes mellitus bis zu 10-fach gegenüber gleichaltrig Gesunden erhöht. Das Medikament Metformin scheint positive Effekte auf die Aktivierung der knochenaufbauenden Zellen (Osteoblasten) und damit einen vorbeugenden Effekt zu haben.

Hypercortisolismus/chronische Entzündungen/Stress. Glucocorticoide (Cortison, GC) sind ganz wichtige und hochwirksame Medikamente zur Entzündungshemmung und zur Behandlung von Autoimmunkrankheiten. Stress führt vergleichbar zu einem erhöhten Cortisolspiegel im Blut, dem Hypercortisolismus. Ein dauerhaft erhöhter Cortisolspiegel hat negative Effekte auf den Knochen. Glucocorticoide erhöhen die Kalziumausscheidung über den Urin, hemmen die Kalziumaufnahme im Magen-Darm-Kanal, stimulieren den Knochenabbau und erhöhen den Vitamin-D-Bedarf. Ebenso werden vermehrt Magnesium, Zink und Vitamin C im Urin von Cortison-Patienten ausgeschieden. 30–50 %

der Patienten mit einer Cortisontherapie entwickeln eine Osteoporose.

Ein dauerhaft erhöhter Cortisolspiegel im Blut ist Ausdruck eines körperlichen Notfallprogramms. Cortisol gehört zu den Notfallhormonen und ermöglicht dem Körper, alle Reserven zur Flucht zu mobilisieren. Das kostet den Körper unglaublich viel Energie. Bei der Energiegewinnung in den Kraftwerken der Zellen, den Mitochondrien, fallen dabei giftige freie Radikale an. Freie Radikale greifen die Körperzellen an und führen zu einem frühzeitigen Zelltod und beschleunigen die Alterung. Das betrifft auch den Knochen. Dabei erschöpft sich die antioxidative Kapazität des Körpers. Antioxidantien versuchen, die freien Radikale unschädlich zu machen und so den Körper zu entgiften. Die wichtigsten Antioxidantien sind Ihnen sicher längst bekannt: Vitamin A, Vitamin C, Vitamin E, Glutathion, Quercetin, Resveratrol, Alpha-Linolensäure und Coenzym Q10.

Niereninsuffizienz. Niereninsuffizienz kann sich negativ auf die Knochengesundheit auswirken. Die Nieren sind wichtig für die Aufrechterhaltung eines ausgeglichenen Mineralhaushalts im Körper. Bei einer Niereninsuffizienz können sie jedoch nicht mehr ausreichend ihre Funktion erfüllen, was zu einem erhöhten Verlust von Mineralien wie Kalzium und Phosphat führen kann. Eine Folge davon kann ein Knochenabbau sein, was zu einer geringeren Knochendichte und einem erhöhten Risiko für Knochenbrüche führen kann. Dies kann insbesondere bei Menschen mit fortgeschrittener Niereninsuffizienz oder Dialysepatienten auftreten.

Eine weitere mögliche Ursache für Knochenprobleme bei Niereninsuffizienz ist ein erhöhter Spiegel von Parathormon im Blut. Parathormon ist ein Hormon, das die Freisetzung von Kalzium aus den Knochen fördert und den Verlust von Kalzium und Phosphat über den Urin reduziert. Bei einer Niereninsuffizienz kann Parathormon jedoch zu hoch sein, was einen verstärkten Knochenabbau zur Folge hat.

Bei einer chronischen Nierenerkrankung treten ab einer glomerulären Filtrationsrate (< 60ml/min Nierenleistung) komplexe Störungen im Mineral- und Knochenstoffwechsel auf. Die glomeruläre Filtrationsrate ist der wichtigste Laborwert zur Einschätzung der Nierenleistung. Sie gibt an, wie viel Plasmavolumen (ml) pro Zeit (min) durch die Funktion beider Nieren von einem Giftstoff befreit werden kann. Das Stadium einer Niereninsuffizienz gibt Aufschluss über die verbliebene Nierenfunktion und bestimmt damit auch die zu definierenden therapeutischen Ziele. Ab einer glomerulären Filtrationsrate (GFR) von < 40ml/min, dem Stadium 3b einer Niereninsuffizienz, sind die meisten Medikamente zur Behandlung einer Osteoporose kontraindiziert! Im Vordergrund der Behandlung einer chronischen Niereninsuffizienz steht neben der Entgiftung des Körpers durch die Dialyse der Ausgleich des in nahezu 100 % der Fälle gestörten Vitamin-D-, Kalzium- und Phosphatstoffwechsels. Durch einen Vitamin-D-Mangel oder eine Störung in der Vitamin-D-Synthese kommt es zu einer mangelnden Kalziumaufnahme im Darm, zu einer eingeschränkten Kalziumrückresorption in den Nieren und zu sekundären, kompensatorisch hormonellen Veränderungen, einer Osteomalazie und/oder einer Osteoporose. Dieses schwere und eigenständige Krankheitsbild der Osteoporomalazie bei schwerer Niereninsuffizienz wird als renale Osteodystrophie bezeichnet. Der Knochenabbau kann dabei sehr schnell erfolgen (high turnover) oder eher verlangsamt sein (low turnover). Schließlich kann es in schweren Fällen gar zum Erliegen des gesamten Knochenstoffwechsels kommen (adyname Knochenkrankheit). Daran können Sie ersehen, wie schwierig die Diagnostik ist und wie differenziert die Therapie sein muss. Gerade in diesen Fällen muss in der Diagnostik häufig auf die Knochenbiopsie zurückgegriffen werden, um das Krankheitsstadium definieren zu können.

Übersäuerung. Auch eine milde Übersäuerung führt bei längerer Dauer zu einer negativen Kalziumbilanz, bei der mehr Kalzium ausgeschieden als aufgenommen wird. Damit kommt es zum Kalziumverlust. Kalium- und magnesiumarme Lebensmittel (Fleisch, Wurstwaren, Käse, Quark, Zucker, Süßspeisen, Fette, Softdrinks) führen zu einer Übersäuerung.

Der Übersäuerung begegnen

Früchte und grünes Gemüse wirken durch ihren höheren Kaliumanteil ausgleichend auf eine Übersäuerung und haben damit positive Effekte auf den Knochenmineralhaushalt. Basische Kräutertees beugen einer Übersäuerung vor – probieren Sie es aus!

Folia Mentha piperita	100 g
Fructus Foeniculum vulgare	100 g
Fructus Cavum carvi	100 g
Radix Glycyrrhiza glabra	50 g
Flores Matricaria chamomilla	50 g
Cortex Cinnamomi	10 g
Radix Angelica pubescentis	40 g

Zubereitung: 2–3 EL auf 1 l Wasser, mit 70 °C aufbrühen, 10 min. bedeckt ziehen lassen, möglichst heiß trinken.

Schwangerschaftsassoziierte Osteoporose. Eine eher seltene Sonderform der Osteoporose ist die schwangerschaftsassoziierte Osteoporose. Nur in etwa 4–8 Fällen auf 1 Million Schwangerschaften wird diese Erkrankung diagnostiziert. Die Dunkelziffer könnte deutlich höher liegen, da die Symptome während der Schwangerschaft und kurz nach der Geburt meist als muskuläre Überlastung fehlgedeutet werden. Eine bildgebende Diagnostik zur Darstellung der krankheitstypischen atraumatischen Wirbelkörperbrüche findet in aller Regel frühestens nach der Geburt des Kindes statt. Eine Knochendichtemessung kann ebenfalls erst nach der Geburt durchgeführt werden. Hinweisend kann die Bestimmung von Knochenumbauparametern im Blut einschließlich einer Vitamin-D-Bestimmung sein. Der typische Röntgenbefund zeigt multiple Grund- und Deckplatteneinbrüche (Fischwirbel) oder auch Keilwirbel. Die Differenzialdiagnose einer juvenilen Osteochondrose (M. Scheuermann) sollte Ihr Arzt in Erwägung ziehen.

Eine schwangerschaftsassoziierte Osteoporose ist mit erheblichen psychosozialen Problemen behaftet, da die junge Mutter schmerzbedingt nicht in der Lage ist, das Neugeborene selbst zu versorgen. Hier ist ein multidisziplinäres Vorgehen unbedingt erforderlich, ein stationäres Rehabilitationsverfahren in einer Spezialeinrichtung absolut angezeigt.

Krankheiten und ihre Medikamententherapie, die eine Osteoporose bedingen können

- Geplante Therapie mit Cortison in einer Dosierung > 2,5 mg täglich über mehr als 3 Monate
- COPD (inhalative Glucocorticoide-Therapie über 24 Monate)
- Chronisch entzündliche Darmkrankheiten (M. Crohn, Colitis, Zöliakie)/Zustand nach Resektions-OP/Zustand nach bariatrischer OP)
- Schwere Essstörungen/Anorexia nervosa/Untergewicht mit einem BMI < 20
- Rheuma/S.L.E./Spondylitis ankylosans (M. Bechterew)
- Diabetes mellitus
- Epilepsie/Antiepileptika/Schizophrenie /Alzheimer/Depression Apoplex/M. Parkinson/Antidepressiva
- Primärer Hyperparathyreoidismus (Nebenschilddrüsenerkrankung)
- Hormonablative Therapie bei Prostatakarzinom/Hormonmangel des Mannes/Hypogonadismus
- Aromatasehemmer-Therapie bei Mammakarzinom
- Wachstumshormonmangel
- Hyperthyreose (Schilddrüsenüberfunktion, auch durch Tabletten verursachte)

- Hypercortisolismus/chronische Entzündungen/silent inflammation/Stress/Übersäuerung
- Herzinsuffizienz
- Niereninsuffizienz
- Zustand nach Organtransplantation
- Alkoholabusus/Nikotinkonsum
- Lebererkrankungen

Vermeidbare Faktoren der Erkrankung

Neben den durch die Patienten unbeeinflussbaren Risikofaktoren für eine Osteoporose wie Alter und Geschlecht existieren eine Reihe Faktoren, deren Auftreten und sich gegenseitig verstärkendes Risikopotenzial die Betroffenen selbst in der Hand haben. In meiner Sprechstunde fordere ich regelmäßig von meinen Patienten die aktive Mitarbeit. Was man selbst in der Hand hat, um eine Krankheit zu beeinflussen, das sollte man auch ergreifen.

BMI < 20/Diäten/Essstörungen/Muskelschwund/Sarcopenic Obesity. Der durchschnittliche BMI für Frauen > 50 Jahre liegt in Deutschland bei 26 kg/m^2 und für Männer bei 27 kg/m^2. Ein BMI < 20 ist ein von der Knochendichte unabhängiger Risikofaktor für Stürze und Knochenbrüche. Er erhöht das Frakturrisiko für hüftgelenksnahe Frakturen um den Faktor 2. Generell ist es wichtig, mit einer ausgewogenen und gesunden Ernährung die Nährstoffversorgung des Körpers im Blick zu behalten. Jegliche Art von Ungleichgewicht kann auf Dauer zur Osteoporose führen. Der menschliche Organismus als Krönung der Schöpfung, an der Spitze der Evolution, kann und will sich immer optimieren und regenerieren. Wir müssen ihm nur die benötigten Ressourcen bereitstellen und die entsprechende Zeit gewähren!

Bitte vermeiden Sie aus den genannten Gründen ein zu geringes Körpergewicht. Das schließt eine kalorische Mangelversorgung ebenso ein wie eine einseitige Fehlernährung. Viele Senioren verhungern und verdursten ungewollt. Führen Sie Ihrem

Körper zu wenig Kalorien zu, sodass der tägliche Grundumsatz zur Aufrechterhaltung der wichtigsten Körperfunktionen nicht gewährleistet ist, wird Ihr Organismus zuallererst Muskelmasse abbauen, um Energie zu gewinnen. Besonders bei Krankheit kann der Kalorienbedarf deutlich steigen. Neben der ausreichenden Kalorienzufuhr ist auch die Versorgung mit Eiweiß und Fetten von Bedeutung. Die Eiweißaufnahme sollte bei 1,2–1,5 g pro Kilogramm Körpergewicht täglich liegen.

Wenn wir in der Praxis durch die Bestimmung des BMI und die Messung des Wadenumfangs den Verdacht auf das Vorliegen einer Essstörung haben, werden wir gemeinsam mit Ihnen Lösungsvorschläge erarbeiten.

Eine Mangelversorgung kann verschiedene Ursachen haben. Sehr häufig beobachte ich bei meinen hochbetagten Patientinnen und Patienten einen zunehmenden Appetitverlust und eine Störung des Durstgefühls. Die Problematik der mangelhaften Flüssigkeitszufuhr lässt sich am besten durch eine strikte Vorgabe der Trinkmenge verbessern.

Neuropsychologische Aspekte wie eine Altersdepression, chronische Schmerzkrankheit oder eine Demenz können die Nahrungsaufnahme nachhaltig negativ beeinflussen. Hier bleibt nur der Ausweg der betreuten Nahrungsaufnahme durch die Hilfe der Angehörigen oder die Anwesenheit von Pflegepersonal. Das kombinierte Auftreten von unfreiwilligem Gewichtsverlust, messbarem Muskelkraftverlust, subjektiv empfundener chronischer Erschöpfung, Immobilität (Angewiesensein auf mindestens eine Gehilfe), Gangunsicherheit, erhöhter Sturzgefahr (Sturzassessment) und verminderter Alltagsaktivität wird unter dem Begriff »Frailty«, synonym für Gebrechlichkeit, zusammengefasst und erhöht das Frakturrisiko.

Vegetarische/vegane Ernährungsform. Die Gründe, sich vegan zu ernähren, sind sehr individuell. Es finden sich sowohl religiöse, philosophische, weltanschauliche, politische als auch ökonomische und umweltpolitische Intentionen. Für jede der Entscheidungen liegen positiv verstärkende, aber auch entgegnende Argumente vor. Den Beteiligten müssen allerdings unabhängig von den Beweggründen die Risiken einer Mangelversorgung an bestimmten Nährstoffen, die mit dem Verzicht auf tierische Lebensmittel einhergehen, bewusst sein. So kann sich eine vegane Ernährung sowohl positiv als auch negativ auf die Knochengesundheit auswirken, je nachdem, wie sie umgesetzt wird. Die Deutsche Gesellschaft für Allergologie und Klinische Immunologie weist unter anderem in einem Positionspapier im Jahr 2023 auf die Mangelversorgung insbesondere mit Eiweiß und Kalzium durch eine vegane Ernährung hin. Nur weil man sich vegan ernährt, lebt man deswegen nicht gesünder.

Die Auswirkungen einer vegetarischen oder veganen Ernährung auf den Knochen unterscheiden sich auch in Abhängigkeit von der betrachteten Altersgruppe. Besonders im frühen Erwachsenenalter, der sensiblen Phase der Ausbildung der peak bone mass, kann eine durch Ernährungsgewohnheiten verursachte Mangelversorgung an Mineralien und Substraten entscheidenden Einfluss nehmen. Wird die geschlechtsspezifische peak bone mass in diesem Alter nicht erreicht, lassen sich die Defizite später kaum noch ausgleichen.

Nikotinkonsum/Alkohol. Nikotinkonsum ist ein alters-, geschlechts- und von der Knochendichte unabhängiger Risikofaktor für Frakturen. Nikotinkonsum kann sich negativ auf die Knochengesundheit auswirken. Es gibt mehrere Gründe dafür:

Zum einen beeinflusst Nikotin den Hormonhaushalt: Eine erhöhte Konzentration von Nikotin kann zu einer erhöhten Produktion von Cortisol führen, einem Hormon, das den Knochenabbau fördert und die Knochenbildung hemmt. Des Weiteren beeinträchtigt Rauchen die Aufnahme von Nährstoffen wie Kalzium und Vitamin D. Rauchen kann den Vitamin-D-Spiegel im Körper senken und die Aufnahme von Kalzium aus der Nahrung hemmen. Dann hat Nikotin einen starken Einfluss auf die Durchblutung: Rauchen beeinträchtigt die Durchblutung des Körpers, einschließlich der Knochen. Eine schlechtere Durchblutung kann dazu führen, dass weniger Nährstoffe zu den Knochen transportiert werden, was zu einer geringeren Knochenmineraldichte und einer erhöhten Anfälligkeit für Knochenbrüche führen kann. Schließlich erhöht Nikotin das Risiko von Stürzen, die zu Knochenbrüchen führen können. Dies kann auf die Auswirkungen von Nikotin auf das Gleichgewicht und die Koordination zurückzuführen sein. Insgesamt ist Nikotinkonsum ein bedeutender Risikofaktor für eine schlechte Knochengesundheit. Das Vermeiden des Rauchens und anderer tabakbezogener Produkte ist ein wichtiger Schritt, um die Knochengesundheit zu schützen. Aus diesen Gründen fordere ich von jeder und jedem meiner Osteoporosepatientinnen und -patienten den Nikotinverzicht als Eigenleistung ein.

Ein hoher Alkoholkonsum (> 50 g Alkohol pro Tag) erhöht das Risiko für Hüftfrakturen. Für die Rate an Wirbelfrakturen liegen keine belastbaren Daten vor. Die Erhöhung der Rate an Hüftfrakturen lässt sich mit einer erhöhten Sturzrate gut erklären. Mit der Zunahme der täglichen Alkoholmenge steigt proportional das Risiko für Hüftfrakturen an.

Extra: Medikamente, die Osteoporose begünstigen

Es gibt einige Medikamente, die Osteoporose begünstigen. Diese finden Sie hier alphabetisch aufgelistet:

Antiandrogene Therapie des Mannes (Therapie des Prostatakarzinoms). Der Knochenstoffwechsel wird u.a. sowohl durch Östrogene als auch durch Testosteron gesteuert. Ein niedriger Testosteronspiegel als Folge einer Hormonbehandlung bei Prostatakarzinom führt zu einer deutlichen Verminderung der Knochendichte und einer Zunahme osteoporotischer Frakturen. Bei Patienten mit Prostatakarzinom unter antiandrogener Therapie sollten neben Vitamin D und Kalzium frühzeitig Bisphosphonate oder der Antikörper Denosumab zum Einsatz kommen, um eine sekundäre Osteoporose und damit verbundene Frakturen zu verhindern. Je länger die antiandrogene Therapie andauert, umso schwerer ist die Ausprägung der sekundären Osteoporose und umso stärker die Steigerung der Frakturinzidenz.

Antiepileptika. Eine Langfristeinnahme von Antiepileptika kann zu einem Knochendichteverlust und zu Knochenbrüchen führen. Das betrifft die Medikamente Carbamazepin, Lamotrigin, Natriumvalproat, Oxcarbazepin, Phenobarbital, Phenytoin und Primidon.

Aromatasehemmer (Therapie des Brustkrebses). Eine von fünf Frauen wird unter der Einnahme von Aromatasehemmern (Letrozol, Anastrozol, Arimidex) einen Knochenbruch erleiden – so sagt es uns die Statistik. Prämenopausale Frauen verlieren unter einer Therapie mit Aromatasehemmern 5–6 % ihrer Knochendichte pro Jahr. Deswegen sollten alle Frauen vor der Einleitung einer Behandlung wegen Brustkrebs eine Knochendichtemessung (DXA) machen lassen. Das Medikament Tamoxifen kann die negativen Auswirkungen auf den Knochen verhindern.

Cholesterinsenker (Statine). Die Medikamentengruppe der Statine wird erfolgreich zur Senkung eines erhöhten Cholesterinspiegels und zur Vorbeugung kardiovaskulärer Folgeerkrankungen bei Risikopatienten eingesetzt. Allerdings zeigen verschiedene Studien keinen klinisch relevanten Effekt auf die Gesamtsterblichkeit oder die kardiovaskuläre Sterblichkeit im Vergleich zur Einnahme von Placebo. Andererseits kann die Einnahme dieser Präparate besonders bei älteren Menschen mit Nebenwirkungen einhergehen. So reduzieren Statine die körpereigene Produktion des lebenswichtigen Coenzyms Q10. Coenzym Q10 ist ein wichtiges Antioxidans. Es hilft, die bei der Energiegewinnung in den Zellen erzeugten freien Radikale unschädlich zu machen. Aus dem Mangel an Coenzym Q10 sind Muskelschmerzen, Muskelkrämpfe und Antriebsschwäche unter einer Statintherapie zu erklären. Die Substitution von 100–200 mg Q10/Tag konnte diese Nebenwirkungen deutlich reduzieren. Unter einer Behandlung mit Statinen kommt es häufiger zu einer Osteoporose als in der Kontrollgruppe.

Cortisontherapie. Die durch eine Cortisontherapie verursachte Osteoporose (GIO) ist sicher die häufigste Form der sekundären Osteoporose. Glucocorticoide wie das Cortison hemmen die knochenaufbauenden Zellen, beschleunigen den Zelltod der knochenaufbauenden Zellen und stimulieren die knochenabbauenden Prozesse. Die Kalziumaufnahme wird bei gleichzeitig vermehrter Kalziumausscheidung verringert. Es kommt zu einer negativen Kalzium- und Knochenbilanz durch ein Überwiegen des Knochenabbaus. Eine Therapie mit Glucocorticoiden, die über einen Zeitraum von drei Monaten oder länger notwendig ist, muss zur Abmilderung der bekannten negativen Auswirkungen auf den Knochenmineralstoffwechsel von vornherein mit einer zusätzlichen Gabe von Kalzium und Vitamin D begleitet werden. Die Substitution ist in diesem speziellen Fall in der gesetzlichen Krankenversicherung sogar verordnungsfähig.

Die Höhe und Dauer einer Therapie mit Glucocorticoiden sollten Sie in enger Absprache mit dem verordnenden Arzt festlegen. Es ist eine sehr effektive Behandlung entzündlicher Krankheiten. Je länger allerdings die Therapie dauert und je höher die verwendete Cortisondosis ist, umso eher ist mit Nebenwirkungen wie einer Osteoporose zu rechnen. Generell gilt: Wählen Sie die niedrigste Cortisondosis, die noch ausreichend wirksam zur Linderung ihrer Beschwerden ist. Bitte ändern Sie nicht eigenmächtig die Dosierung und beenden Sie die Therapie immer ausschleichend durch eine allmähliche Verringerung der täglichen Dosis.

Methotrexat. Methotrexat (MTX) wird sehr häufig als Basistherapeutikum in der Rheumatherapie eingesetzt. Nicht nur, dass die Grunderkrankung Rheuma als chronisch-entzündliche Krankheit das Knochenbruchrisiko erhöht, auch Methotrexat führt seinerseits zur Verringerung der Anzahl und Aktivität der knochenaufbauenden Zellen, der Osteoblasten. Unter einer Methotrexattherapie kommt es zum Verlust trabekulärer, also gewichtstragender Knochen und zur Ausbildung einer MTX-induzierten Osteopathie.

Protonenpumpenhemmer/Magensäureblocker. Unter der Dauereinnahme von Magensäureblockern (Protonenpumpen-Inhibitoren wie Pantoprazol oder Omeprazol) wurde eine erhöhte Rate von Hüftfrakturen, Unterarm- und Wirbelkörperfrakturen beschrieben. Durch die negativen Einflüsse auf den Magen-Darm-Trakt und die Veränderungen im Darmbiom wird die Aufnahme so wichtiger Mineralien wie Kalzium, Magnesium, Eisen und Natrium, aber auch der Vitamine der B-Gruppe, von Vitamin D und Vitamin K_2 beeinträchtigt. Damit steigt das Risiko für Mangelerscheinungen und Folgeerkrankungen wie einer Homocysteinämie, Demenz, Depression, Schlaganfall, Herzinfarkt und Osteoporose stark an. Die Magensäure ist für die Aufnahme dieser lebenswichtigen Stoffe unerlässlich. Die Magensäureblocker sollten nur für 6–8 Wochen oder mit ausreichenden Therapiepausen eingenommen werden. Eine unkontrollierte Dauereinnahme erhöht außerdem das Risiko für ein Magenkarzinom. Auch das Risiko für Darminfektionen ist um 70 % erhöht. Das Knochenbruchrisiko steigt unter der Einnahme von Protonenpumpenhemmern unabhängig von der Dauer der Einnahme, aber in Abhängigkeit von der Dosis dieser Medikamente an. Je höher die Dosis, umso höher das Frakturrisiko.

Schilddrüsenüberfunktion. Eine Schilddrüsenüberfunktion, oft durch eine zu hohe Substitutionstherapie verursacht, führt zu einer wesentlichen Erhöhung des Frakturrisikos. Bei einer manifesten Überfunktion ist das Risiko für Frakturen um das 4-Fache erhöht. Ursache ist ein gesteigerter Knochenabbau durch Aktivierung der knochenabbauenden Zellen. Eine normale Schilddrüsenfunktion, gegebenenfalls auch durch Reduktion der Substitutionsdosis, sollte angestrebt werden. Muss wegen eines Schilddrüsenkarzinoms eine lebenslange TSH-Suppressionstherapie erfolgen, sollten die Patienten bei gegebenem Osteoporoserisiko auf Bisphosphonate zum Schutz der Knochensubstanz eingestellt werden.

Vitamin-K-Antagonisten. Vitamin K ist ein fettlösliches Vitamin, das für eine funktionierende Blutgerinnung, starke Knochen und gesunde Arterien lebensnotwendig und für die Steuerung von Kalzium von größter Bedeutung ist. Bei einem Mangel an Vitamin K kann Kalzium nicht ausreichend reguliert werden und wird vermindert in Zähnen und Knochen eingebaut. Zudem lagert sich gleichzeitig Kalzium in den Wänden der Blutgefäße ein. Es konnte nachgewiesen werden, dass Vitamin K_2 die Energieproduktion in den Mitochondrien der Zellen steigert. Vitamin K ist ein Co-Faktor des Osteocalcins, das an der Knochenmineralisation beteiligt ist. Ein erhöhter Spiegel nicht vollständig aktivierten Osteocalcins bei Vitamin-K-Mangel geht mit einer geringeren Knochendichte und einer erhöhten Knochenbruchgefahr bei älteren Frauen einher. Der Tagesbedarf an Vitamin K_2 beträgt 60–80 µg. Gute Quellen sind: Grünkohl, Petersilie, Spinat, Rosenkohl, Brokkoli, Kopfsalat, Mangold und Spargel sowie fermentierte Lebensmittel (Käse). Lebererkrankungen, Alkoholmissbrauch, aber auch bestimmte Erkrankungen des Verdauungssystems wie Morbus Crohn oder Zöliakie können einen Vitamin-K-Mangel auslösen.

Hilfreich ist, wenn Sie Ihren Medikamentenplan immer bei sich führen. Ihr Osteologe kann anhand Ihrer Dauermedikamente Ihr individuelles Osteoporoserisikoprofil besser abschätzen, Wechselwirkungen erkennen und einen eventuellen Vitalstoffmehrbedarf ermitteln.

Seltene Formen der Osteoporose

Die Osteoporose im Kindes- und Jugendalter ist eine seltene Sonderform der Osteoporose. Die Entkalkung des Knochens in dieser Altersgruppe weist auf eine entsprechende Grunderkrankung hin und tritt meist infolge dieser Grundkrankheit oder als Nebenwirkung der damit verbundenen Therapie in Form der sekundären Osteoporose auf. Die primäre Osteoporose ist im Kindes- und Jugendalter selten. Die häufigste Ursache sind genetische Störungen. Das klinische Bild ist die Osteogenesis imperfecta.

Die Bedeutung der kindlichen Formen der Osteoporose liegt unter anderem darin, dass die peak bone mass nicht erreicht werden kann. Damit leben die Betroffenen mit einer von Beginn an zu niedrigen Knochendichte, sodass es frühzeitiger zu einer manifesten Osteoporose mit entsprechenden Frakturereignissen im weiteren Lebensverlauf kommt.

Angeborene, genetisch begründete Osteoporose im Kindesalter (Osteogenesis imperfecta). Hier stehen genetisch bedingte Störungen der Kollagensynthese (COLA-Gen) im Vordergrund. Meist kann anhand der Familienanamnese und der vorliegenden Defizite die entsprechende Diagnose gestellt werden, da die Erkrankung im Familienstammbaum bekannt ist. Die Diagnose wird sowohl klinisch beim Vorliegen von blau eingefärbten Augen-Skleren, Zahnschmelzdefekten oder frühkindlichen Gehörproblemen als auch laborchemisch und durch Gendiagnostik gestellt. Seltener sind Spontanmutationen. Durch die gestörte Kollagensynthese entstehen eine Knochenmineralisationsstörung und eine Knochenmatrixstörung.

Kalzipenische Rachitis. Diese Form der Rachitis entsteht bei einer ausgeprägten, oft langjährigen Kalziumunterversorgung, die zur einer Osteopenie führt. Besteht in der Pubertät eine schwere Vitamin-D-Mangelversorgung oder eine Kalziumunterversorgung, kann die peak bone mass nicht ausgebildet werden.

Es resultiert eine schwere Osteoporose im jungen Erwachsenenalter. Klinisch fällt eine charakteristische Verformung der Beine im Sinne eine X- oder O-Beinstellung auf. Die Gelenke können entzündlich aufgetrieben und stark schmerzhaft sein. Eine fehlende Vitamin-D-Prophylaxe in der Schwangerschaft kann ebenso zu dieser Form der Osteoporomalazie führen wie eine Vitamin-D-Unterversorgung von Kleinkindern.

Was ist eine Osteopenie?
Eine Minderung der Knochendichte, die noch nicht das Ausmaß einer Osteoporose erreicht hat, wird als Osteopenie bezeichnet. Sie kann die Vorstufe einer Osteoporose sein. Die Diagnose einer Osteopenie wird anhand der Knochendichtemessung gestellt, wenn die Abweichung des Messwertes der alters- und geschlechtsspezifischen Norm (T-Score) zwischen –1,0 und –2,5 Standardabweichungen (SD) beträgt. Ab einer Minderung der Knochendichte von –2,5 SD liegt definitionsgemäß eine Osteoporose vor. Auch bei einer Osteopenie kann das Risiko für Knochenbrüche erhöht und unter Umständen bereits eine spezifische Therapie erforderlich sein.

Seltene metabolische Krankheitsbilder mit Osteoporose. Diese seltenen Krankheitsformen besonders im Kalzium- und Phosphatstoffwechsel führen früh zu einem Kleinwuchs. Das Frakturrisiko ist entsprechend erhöht. Die Kinder fallen meist durch ihre Frakturanamnese auf, indem sie mehr als drei Frakturen der langen Röhrenknochen vorweisen.

Osteoporose bei chronischen Erkrankungen, sekundäre juvenile Osteoporose. Ähnlich wie im Erwachsenenalter können schwere chronische Erkrankungen durch ihren Verlauf oder aber durch die Therapie zu einer Osteoporose führen. Eine durch eine Grunderkrankung bedingte längerfristige Immobilisierung sowie fehl- und mangelernährte Kinder und Jugendliche können ein erhöhtes Knochenbruchrisiko haben. Die chronisch-rheumatoide Arthritis gehört hier ebenso dazu wie schwere chronisch entzündliche Darmerkrankungen. Durch den hier häufig notwendigen Einsatz einer systemischen Cortisontherapie kommt es zu einer glucocorticoidinduzierten sekundären Osteoporose (GIO, s. dort).

Auch andere chronische Erkrankungen wie eine akute Leukämie, Tumorerkrankungen oder Anfallsleiden verursachen durch die eingesetzten knochenschädigenden Medikamente häufig Knochenmineralisationsstörungen. Diese Formen der Osteoporose sind aller Wahrscheinlichkeit nach in ihrer Häufigkeit unterschätzt.

Extra: Testen Sie Ihr Osteoporose-Risiko

Um die Vielzahl an individuellen Krankheits- und Lebensfaktoren messbar, vergleichbar und statistisch auswertbar zu machen, bedienen sich die Wissenschaftler verschiedener Werkzeuge. In meiner Praxis verwende ich seit vielen Jahren standardisierte Fragebögen und Analysetools zur Aufarbeitung der von unseren Patienten mitgebrachten Daten. Mithilfe des folgenden Fragebogens können Sie Ihr Risiko zu Osteoporose bzw. Ihren gesundheitlichen Zustand in Bezug auf Osteoporose testen. Je häufiger Sie ein Ja angekreuzt haben, desto höher ist die Wahrscheinlichkeit einer Osteoporose. Dann rate ich Ihnen zu einer Basisdiagnostik.

Ich verlasse kaum meine Wohnung und versorge meinen Haushalt nicht gut allein.	☐ Ja	☐ Nein
Ich bin im letzten Jahr mehr als einmal gestürzt.	☐ Ja	☐ Nein
Ich nehme fast täglich Beruhigungs- und/oder Schlafmittel ein.	☐ Ja	☐ Nein
Ich gehe in die Sonne und werde im Sommer braun.	☐ Ja	☐ Nein
Ich hatte Knochenbrüche nach meinem 50. Lebensjahr (Arm/Wirbel/Oberschenkel/andere).	☐ Ja	☐ Nein
Meine Mutter/mein Vater hatte einen Oberschenkelhalsbruch.	☐ Ja	☐ Nein
Ich bin/war Raucher (Ich habe aufgehört seit: ___________).	☐ Ja	☐ Nein
Ich habe stark abgenommen. Mein BMI ist kleiner als 20.	☐ Ja	☐ Nein
Ich nehme Cortison-Präparate ein.	☐ Ja	☐ Nein
Ich nehme wegen einer Depression Tabletten ein.	☐ Ja	☐ Nein
Ich habe Rheuma/Asthma/Darmerkrankung/Schuppenflechte/Diabetes.	☐ Ja	☐ Nein

Ich leide an Epilepsie/M. Parkinson/Herzinsuffizienz/Niereninsuffizienz.	☐ Ja	☐ Nein
Hormonbehandlung wegen Brustkrebs (Aromatasehemmer).	☐ Ja	☐ Nein
Hormonbehandlung wegen Prostatakrebs (Antiandrogene).	☐ Ja	☐ Nein
Ich nehme schon längere Zeit Tabletten gegen Sodbrennen/Magensäure (PPI).	☐ Ja	☐ Nein
Ich bin am Magen/Darm operiert (Resektion).	☐ Ja	☐ Nein
Ich nehme Schilddrüsentabletten ein.	☐ Ja	☐ Nein
Ich habe eine Glutenallergie/Zöliakie/Sprue.	☐ Ja	☐ Nein
Ich vertrage keine Milch und esse kaum Käse (s. Kalzium-Rechner, S. 190).	☐ Ja	☐ Nein

Diagnostik – woran erkenne ich eine Osteoporose?

Das Krankheitsbild Osteoporose ist ein multifaktorielles Geschehen. Bei der weit überwiegenden Zahl der Betroffenen liegen Begleiterkrankungen vor. Ob es sich dabei um getrennte Krankheitsbilder handelt oder ob die primäre Osteoporose Ausdruck einer Multiorganerkrankung (Seneszenz) ist, wird die zukünftige Forschung zu beantworten haben. Die häufigsten Begleiterkrankungen einer Osteoporose sind Arteriosklerose, Diabetes mellitus, Niereninsuffizienz, neurodegenerative Veränderungen wie Morbus Parkinson, eine Polyneuropathie, Demenz, Parodontitis, Autoimmunerkrankungen wie Rheuma oder Hashimoto-Thyreoiditis, aber auch chronisch entzündliche Darmerkrankungen, ein Reizdarm-Syndrom, die nichtalkoholische Fettleber oder eine Dysbiose mit Leaky-Gut-Syndrom.

Wichtige Voraussetzung zum Ausschluss einer Grunderkrankung ist neben der Anamnese die Laboranalyse. Sind bereits im Basislabor Auffälligkeiten feststellbar, sollten unbedingt eine Laboruntersuchung und, noch wichtiger, eine Untersuchung der den Knochenstoffwechsel beeinflussenden Parameter erfolgen. Dadurch lassen sich die wichtigsten Differenzialdiagnosen stellen. Veränderungen im Kalzium- und Phosphathaushalt lassen auf eine Resorptionsstörung oder eine Erkrankung der Nieren oder der Nebenschilddrüsen schließen. Eine erhöhte alkalische Phosphatase (knochenspezifische AP oder Ostase) und ein Vitamin-D-Mangel lassen Rückschlüsse auf eine Knochenmineralisationsstörung (Osteomalazie) zu. Veränderungen der Leberenzyme zeigen eine entsprechende Grundkrankheit an. Erhöhte Entzündungswerte sind Warnsignale für chronisch entzündliche Erkrankungen (Rheuma, COPD, entzündliche Darmerkrankungen).

Anamnese zur medizinischen Absicherung

Die Diagnostik beginnt mit einer Erstanamnese. Sie dient der Erfassung osteoporosetypischer unbeeinflussbarer und beeinflussbarer Risikofaktoren. Dabei werden vorbestehende eigene Knochenbrüche, aber auch Knochenbrüche in der Familienanamnese, die Häufigkeit von eigenen Stürzen im vergangenen Jahr, Begleiterkrankungen wie Diabetes, COPD, Herz-, Leber- oder Niereninsuffizienz, Epilepsie, chronisch entzündliche Magen-Darm-Krankheiten, stattgehabte Operationen, aber auch die Dauereinnahme von Medikamenten sowie bestimmte Lebensgewohnheiten wie Rauchen und Bewegung im Mittelpunkt stehen. Das Hauptrisiko für das Vorliegen einer Osteoporose ist die vorbestehende Fraktur. Liegen bei Männern ab dem 50. Lebensjahr oder bei postmenopausalen Frauen Wirbelkörperfrakturen, eine Schenkelhalsfraktur, eine Unterarm- oder eine Oberarmfraktur oder eine Beckenfraktur vor, sollte unbedingt an eine Osteoporose gedacht werden. Vorbestehende atraumatische Wirbelkörperfrakturen in den vergangenen zwölf Monaten sollten immer zu einer erweiterten osteologischen Basisdiagnostik führen, da sie ein imminentes Risiko für Folgefrakturen aufweisen. Die neue Osteoporose-Leitlinie sieht deswegen ab 2024 auch zwingend die seitliche Analyse der Wirbelkörperhöhen (LVA) während einer DXA-Knochendichtemessung vor.

Sie können Ihrem Osteologen die Arbeit erleichtern, wenn Sie gut vorbereitet zum Erstgespräch erscheinen. Gerne können Sie einen nahen Angehörigen mitbringen, denn vier Ohren hören mehr als zwei. Bitte bringen Sie die wichtigsten medizinischen Befunde der letzten Jahre in Kopie mit oder schicken diese vorab an die Praxis. Besonders wichtig sind die letzten Krankenhaus- und Rehabilitationsaufenthalte, aber auch Ihre aktuellen Diagnosen, die Dauermedikamente und vor allem aktuelle Laborbefunde, Berichte von Radiologen und aktuelle Röntgenaufnahmen (weniger als ein Jahr alt).

Medikamenteneinnahme und Osteoporose

Als Sturzursachen spielen Medikamente eine nicht zu unterschätzende Rolle. Mit dem Alter nimmt die Anzahl der täglich einzunehmenden Präparate zu. Ärzte nennen das Polypragmasie. Auch die Einnahme frei verkäuflicher Arzneimittel hat Auswirkungen, die nicht zu vernachlässigen sind. Im Jahr 2017 nahmen 94 % der Menschen über 65 Jahre regelmäßig Arzneimittel ein, die die Sturzgefahr erhöhen. Mit der Zahl der eingenommenen Medikamente nimmt die Zahl an unerwünschten Nebenwirkungen zu. Da im höheren Lebensalter die Leistungsfähigkeit von Niere und Leber zur Entgiftung und Ausscheidung abnehmen, ist eine Dosisanpassung der Medikamente unerlässlich, wird aber selten durchgeführt.

Problematische Medikamente

Medikamente, die das Sturzrisiko erhöhen, werden als »Fall Risk Increasing Drugs« (FRID) bezeichnet. Zu diesen gehören Antidepressiva, Antihypertensiva, Antidiabetika und Psychopharmaka. Arzneistoffe, die ungünstige Auswirkungen im Alter haben und das Sturzrisiko erhöhen, sind u. a.: Diazepam, Amitriptylin, Fluoxetin, Haloperidol, Phenytoin, Diphenhydramin, Barbiturate und weitere. Die trizyklischen Antidepressiva gelten als Risikofaktor für Hüftfrakturen. Auch Medikamente gegen Diabetes und Blutdrucksenker führen zu einer erhöhten Sturzrate. Bei Diabetes mellitus ist das Risiko einer Unterzuckerung, bei Blutdruckmitteln das Risiko von Schwindel und Kreislaufkollaps durch einen zu starken Blutdruckabfall zu bedenken. Diuretika (Wassertabletten) schwemmen wichtige Mineralien aus. Gerade im Alter, wenn generell zu wenig Wasser getrunken wird, kann das negative Auswirkungen auf den Mineralhaushalt haben.

Es gibt auch Hinweise darauf, dass Patienten, die regelmäßig Schmerzmedikamente einnehmen, ein erhöhtes Sturzrisiko aufweisen. Der Einnahme von Cortisonpräparaten ist wegen ihrer enormen Bedeutung ein eigenes Kapitel gewidmet (ab S. 44). Besonders häufig und knochenschädlich ist der heute selbstverständliche und kritiklose Dauer- und Masseneinsatz der sogenannten Magensäureblocker, der Protonenpumpenhemmer (PPI), (Pantoprazol, Omeprazol).

Die Produktion der lebensnotwendigen Magensäure sowie der Schutz der Magenschleimhaut vor den Angriffen der Magensäure kosten den Organismus eine Unmenge an Energie. Sie dürfen mir glauben, wenn der Körper keine Magensäure bräuchte oder wenn diese für Ihren Körper so schädlich wäre, wie man Ihnen das einzureden versucht, hätte Ihr Organismus aus Sparsamkeitsgründen die Produktion der Magensäure längst eingestellt. Ihr Körper möchte mit dem geringsten Aufwand an Energie das Maximum an Lebensqualität erzeugen und sich selbst am Leben halten und beständig regenerieren! Die Magensäure ist für die Verdauung von essenzieller Wichtigkeit. Deswegen wird der Säuregehalt des Speisebreis beim Austritt aus dem Magen auch kontinuierlich vom Körper gemessen. Ist der aus dem Magen in den Dünndarm übertretende Speisebrei zu basisch (zu wenig sauer), so gibt es ein hormonelles Signal an das Gehirn, den Magen zur Produktion von mehr Magensäure anzuregen!

Merken Sie etwas? Sollte in dieses System eingegriffen werden, tut sich ein Teufelskreislauf auf! Die Magensäure ist u. a. notwendig zur Aufspaltung der Mineralsalze, die Ihnen Kalzium und Magnesium liefern. Genauso wichtig ist die Magensäure zur Verdauung der Eiweiße und zur Aufnahme lebenswichtiger Vitamine. So ist die Aufnahme von Vitamin B_{12} bei der chronisch atrophen Gastritis, bei der zu wenig Magensäure produziert wird, so stark vermindert, dass Vitamin B_{12} mitunter lebenslang gespritzt werden muss! Heißt: Keine Magensäure entspricht zu wenig Kalzium – schlecht für die Knochen. Zu wenig Magnesium ist schlecht für den Blutdruck, für den Vitamin-D-Spiegel, für die Muskeln, für die Knochen und für die Energie. Zu wenig Vitamin B_6, B_9 sowie B_{12} ist schlecht für die Blutbildung, die Nerven, mit der Gefahr einer Polyneuropathie oder Demenz und eben auch für Ihre Knochen. Eine Studie der AOK erbrachte Erstaunliches: Man ließ bei Altenheimbewohnern, die zum Teil antriebslos oder wegen einer Demenz bettlägerig waren, die Protonenpumpenhemmer einfach weg. Viele der Bewohner klarten im Kopf auf und konnten wieder selbstständig am Mittagessen teilnehmen.

Zu wenig Magensäure bedeutet auch zu wenig Eiweißaufnahme mit der Folge eines verstärkten Muskelschwunds (Sarkopenie) und schlechter Knochen- und Knorpelmatrix, also Osteoporose und Arthrose!

Extra: Testen Sie Ihr Sarkopenie-Risiko

Sarkopenie beschreibt den fortschreitenden generalisierten Verlust von Skelettmuskelmasse, -kraft sowie -funktion. Mit dem Screening-Tool SARC-F lässt sich das Risiko einer Sarkopenie im Alltag schnell und einfach erfassen. Eine Gesamtpunktzahl von > = 4 ist mit einer schlechten körperlichen Leistungsfähigkeit verbunden. In meiner Praxis werden diese Patienten weiterführend diagnostiziert. Mit dem folgenden Fragebogen können Sie sich selbst einem Test unterziehen. Ab einem Wert von vier Punkten sollte eine weiterführende Diagnostik zur Sarkopenie erfolgen.

SARC-F-Fragebogen für Screening auf Sarkopenie

Bereich	Frage	Antwort (Punktewert)
Kraft	Wie schwer fällt es Ihnen, circa fünf Kilogramm zu heben und zu tragen?	☐ nicht schwer (0) ☐ etwas schwer (1) ☐ sehr schwer oder nicht möglich (2)
Gehen	Wie schwer fällt es Ihnen, auf Zimmerebene umherzugehen?	☐ nicht schwer (0) ☐ etwas schwer (1) ☐ sehr schwer, benötige Hilfsmittel oder nicht möglich (2)
Aufstehen	Wie schwer fällt es Ihnen, vom Stuhl oder Bett aufzustehen?	☐ nicht schwer (0) ☐ etwas schwer (1) ☐ sehr schwer oder nicht möglich ohne Hilfe (2)
Treppensteigen	Wie schwer fällt es Ihnen, eine Treppe mit zehn Stufen zu steigen?	☐ nicht schwer (0) ☐ etwas schwer (1) ☐ sehr schwer oder nicht möglich (2)
Stürze	Wie oft sind Sie im letzten Jahr gestürzt?	☐ kein Sturz (0) ☐ 1 bis 3 Stürze (1) ☐ 4 oder mehr Stürze (2)

Kritischer Blick auf die Gewohnheiten

Wollen Sie eine sinnvolle und dauerhafte Lösung? Analysieren Sie Ihre Ernährungsgewohnheiten und Ihr Verhalten! Bereiten Sie Ihre Mahlzeiten frisch und aus biologischen Lebensmitteln zu? Lassen Sie sich genügend Zeit zum Kauen? Sitzt Ihre Prothese richtig oder haben Sie Probleme oder Schmerzen beim Kauen? Essen Sie zu häufig schwer verdauliche Lebensmittel, wie zum Beispiel Rohkost?

Welche Lösungen bieten sich an: Dünsten Sie Ihre Nahrung kurz. Essen Sie warm und langsam. Kauen Sie gut! Trinken Sie warmen Kräutertee zum Essen und keine kalten Getränke. Essen Sie zu oft Gebratenes, Gegrilltes, Gepökeltes oder Geräuchertes? Dann meiden Sie diese Lebensmittel zukünftig. Rauchen Sie? Dann sollten Sie sofort damit aufhören! Trinken Sie zu viel Kaffee? Reduzieren Sie die Menge auf etwa 1–2 Tassen täglich. Entkoffeinierter Kaffee tut es manchmal auch. Viel besser wäre grüner Tee, basischer Kräutertee oder warmes Wasser. Meiden Sie vor allem Alkohol. Das sind nur einige Tipps, die ich meinen Patienten im Rahmen der Ernährungs- oder Vitalstoffanalyse in der Osteoporose-Spezialsprechstunde gebe. Im Rezeptteil dieses Buches finden Sie viele Tipps und Anregungen für Änderungen im Alltag (s. ab S. 186).

Hat sich aus den erhobenen Daten der Verdacht auf eine Osteoporose ergeben, erfolgt eine weiterführende spezifische Diagnostik.

Diagnostik bei Kindern und Jugendlichen

Die Diagnostik unterscheidet sich im Kindesalter dahingehend, dass die Knochendichtemessung eigentlich nur eine Rolle in der Verlaufsdokumentation der Knochenbeteiligung spielt, nicht jedoch für die Diagnostik der Krankheit selbst. Im Vordergrund stehen vielmehr die Familienanamnese hinsichtlich des Auftretens von kindlichen Frakturen und Fehlbildungen sowie die Eigenanamnese mit der Frakturhäufigkeit. Bei der klinischen

Untersuchung werden die Beine und Arme auf Achsenabweichungen untersucht. Die Gelenkbeweglichkeit der großen Gelenke wird dokumentiert und die Klopfschmerzhaftigkeit der Wirbelsäule geprüft. Deformierungen oder entzündliche Veränderungen an den großen Gelenken sollten zu einer Röntgendiagnostik Anlass geben. Die Labordiagnostik liefert die entscheidenden diagnostischen Anhaltspunkte. Dabei sind unbedingt die laborspezifischen, alterskorrigierten Normwerte zu beachten, die jedes Labor auf Anforderung zur Verfügung stellt. Gerade in der Pubertät unterliegen die Laborwerte des Knochenstoffwechsels einer großen Schwankungsbreite. Eine humangenetische Untersuchung sollte Spezialeinrichtungen vorbehalten bleiben. Auch im Kindes- und Jugendalter sollte bei der Diagnostik einer Osteoporose ein standardisierter Algorithmus eingehalten werden.

Ihr individuelles Sturzrisiko

Die Osteoporose-Leitlinie sieht ab dem 70. Lebensjahr begleitend zur Knochendichtemessung die Prüfung Ihres individuellen Sturzrisikos durch eine standardisierte Sturzanamnese (Befragung) und eine Sturzrisiko-Assessment-Untersuchung vor. Ich erlebe es tagtäglich, dass Patientinnen und Patienten meine Sprechstunde mit einer auswärtig durchgeführten Knochendichtemessung aufsuchen, um diese von mir erläutert zu bekommen und eine Behandlung einzufordern, die Ihnen der Voruntersucher empfohlen hätte. Die Nachfrage meinerseits nach einem durchgeführten Sturzassessment, einer zielführenden osteologischen Differenzial-Anamnese oder einer Ganzkörperuntersuchung wird seit 30 Jahren immer wieder verneint. So kann man verantwortungsvolle Medizin nicht betreiben und die Patienten allein im Regen stehen lassen!

Extra: Das geriatrische Sturzassessment

Das geriatrische Sturzassessment, auf das sich die Fachgesellschaften in der Osteoporose-Leitlinie verständigt haben, umfasst den Chair-Rising-, den Timed-up-and-go-, den Tandemstand-Test sowie die Messung der frei gewählten Gehgeschwindigkeit. In unserer Praxis wird das Assessment noch um die Handkraftmessung erweitert. Es sei hier bereits erwähnt, dass sich das Testsetting auch zum täglichen Bewegungstraining eignet (s. ab S. 165). Dazu gibt es eine in Ergänzung zum Buch entwickelte App, die BoneFit-App:

Chair-Rising-Test

Setzen Sie sich mit dem Rücken angelehnt auf einen Stuhl ohne Armlehnen. Stehen Sie nun 5-mal hintereinander auf, so schnell, wie es Ihnen ohne Zuhilfenahme der Arme möglich ist. Die Arme können vor der Brust verschränkt werden. Die für die Testausführung benötigte Zeit wird in Sekunden erfasst und notiert. Werden für die Übung weniger als 10 s benötigt, ist von einer normalen Mobilität auszugehen. Werden mehr als 10 s benötigt, spricht das für ein erhöhtes Sturzrisiko und eine Gangunsicherheit. Ab einer Dauer von mehr als 15 s ist von einer Muskelschwäche auszugehen.

Timed-up-and-go-Test

Osteoporose-Studien belegen den Zusammenhang zwischen einem auffälligen Timed-up-and-go-Test (> 12 s) und dem Risiko für große osteoporotische Frakturen.

Markieren Sie auf dem Boden den Abstand von drei Metern zu Ihrem Stuhl. Setzen Sie sich auf den Stuhl. Stehen Sie nun auf und gehen Sie bis zur Markierung (3 Meter), kehren Sie um und setzen Sie sich wieder hin. Dabei dürfen die im Alltag verwendeten Hilfsmittel wie Rollator oder Gehstützen eingesetzt werden. Es wird die dafür benötigte Zeit in Sekunden gemessen und notiert. Ein Wert kleiner oder gleich 10 s ist als normal, ein Wert von mehr als 10 s ist als Hinweis auf eine Sturzgefährdung zu werten. Werte über 30 s zeigen eine schwere Mobilitätseinschränkung an.

Frei gewählte Gehgeschwindigkeit

Gehen Sie eine vorgegebene Wegstrecke in Ihrer normalen Gehgeschwindigkeit. Übliche Hilfsmittel oder auch eine Begleitperson können genutzt werden. Nach einer Anlaufstrecke (z. B. nach 3 Metern) wird die Zeit gestoppt, die je nach zur Verfügung stehenden Räumlichkeiten (z. B. 8 Meter oder mehr) für eine definierte Wegstrecke benötigt wird. Die Wegstrecke (z. B. 8 Meter) wird durch die benötigte Zeit (z. B. 12 s) geteilt, um die Geschwindigkeit (z. B. 8,0 m/12 s = 0,66 m/s) zu) zu ermitteln. Eine Gehgeschwindigkeit von > 1,0 m/s gilt als normal, < 0,8 m/s ist richtungsweisend für eine Sarkopenie und begründet eine erhöhte Sturzgefahr. Bei einer Gehgeschwindigkeit < 0,6 m/s ist das Sturzrisiko stark erhöht und eine Sarkopenie anzunehmen. Ab einem Messwert von < 0,8 m/s sollte anschließend eine Handkraftmessung erfolgen. Liegt der Wert für die Handkraft bei Männern < 27 kp oder bei Frauen < 12 kp, sind die wichtigsten Kriterien für die Diagnose einer Sarkopenie erfüllt. Ergänzt werden kann die Sarkopeniediagnostik durch eine BIA-Messung oder eine Ganzkörperanalyse und die Bestimmung des Skelettmuskelindex.

Tandemstand

Die Prüfung von Tandemstand und Tandemgang dienen der Kontrolle des Gleichgewichts. Mithilfe dieses Tests wird der Einfluss zentraler Bewegungsstörungen auf das Sturzrisiko ermittelt. Für die Übung stellen Sie im Stand einen Fuß exakt vor den anderen (Schuhhacke an Schuhspitze) und bleiben so stehen. Können Sie ohne Mühe für 10 s im Tandemstand stehen, ist das normal. Kann der Tandemstand nicht 10 s beibehalten werden, spricht das für ein erhöhtes Sturzrisiko durch mögliche Gleichgewichtsstörungen.

Tandemgang

Gehen Sie auf einer gedachten Linie und setzen Sie dabei exakt einen Fuß vor den anderen. Können Sie dabei mehr als acht Schritte absolvieren, so ist das normal. Sind keine acht Schritte durchführbar, so liegt ein erhöhtes Sturzrisiko vor.

Messung der Handgriffstärke

Die Messung der Handgriffstärke (nur mit einem Handdynamometer möglich) erlaubt eine zuverlässige Einschätzung, wie die Alltagsaktivitäten (engl. activities of daily life, ADL) bewältigt werden können, auch wenn die Muskelkraft der Beine für den aufrechten Stand und Gang von größerer Bedeutung ist als die Handkraft. Eine Studie konnte sowohl für Frauen als auch für Männer einen signifikanten Zusammenhang der Häufigkeit von Stürzen mit der Handkraftstärke nachweisen. Die finnische Osteoporosis Riskfactors and Prevention Study konnte bei Frauen über einen Zeitraum von zehn Jahren eine Korrelation zwischen Verlust an Handkraftstärke, Knochenmasseverlust und Frakturrate aufzeigen.

Begeben Sie sich in eine sitzende Position, die Oberarme am Körper anliegend und im Ellenbogen 90° angewinkelt, drücken Sie dann mit der dominanten Hand dreimal so fest es geht den Handgriff des Messgerätes zusammen. Aus den drei Messungen wird der Mittelwert gebildet. Die Handgriffstärke gilt im Schnitt als vermindert, wenn sie bei Männern < 27 kp und bei Frauen < 12 kp beträgt. Man kann die Messergebnisse auch noch an das jeweilige Körpergewicht und das Lebensalter adjustieren. Gelegentlich werden auch die Messungen der nicht dominanten Hand einbezogen. Liegen eine verminderte Handkraft, eine deutlich reduzierte Gehgeschwindigkeit und ein verminderter Wadenumfang (< 31 cm) vor, so sind die Kriterien für die Diagnose Sarkopenie erfüllt. Die Ergebnisse der Handkraftmessung sind auch für die spätere sozialmedizinische Einschätzung und für Verlaufskontrollen von großer Wichtigkeit.

Analyse der Knochendichte

Die spezielle Osteoporosediagnostik umfasst eine DXA-Knochendichtemessung und bei Beschwerden oder Größenverlust auch Röntgenaufnahmen der Brust- und Lendenwirbelsäule sowie des Beckens. Bei diesen Röntgenaufnahmen ist neben vorbestehenden Frakturen besonders auf starke Verschleißerscheinungen an den Knochen mit zusätzlicher Verkalkung sowie auf Blutgefäßverkalkungen im Messbereich der geplanten Knochendichtemessung zu achten, da diese Kalkablagerungen die Messwerte der DXA-Messung falsch positiv beeinflussen und damit einen zu guten Messwert vortäuschen. Wir wollen den Kalkgehalt im Knochen und nicht den Kalkgehalt der – vor der Wirbelsäule liegenden – Hauptschlagader messen. Wer in Unkenntnis solcher Nebenbefunde eine Knochendichtemessung auswertet, handelt nicht sorgfältig.

Wichtigster Wert: die Knochenmineraldichte

Der wichtigste Messwert in der Osteoporosediagnostik ist die Bestimmung der Knochenmineraldichte. Weder ist die Knochendichtemessung das alleinige Kriterium der Diagnose Osteoporose, wie es im Alltag allzu häufig geschieht, noch steht die Knochendichtemessung am Beginn der Osteoporosediagnostik. Sie ist zwar ein wichtiges, aber nicht alleiniges Kriterium einer Therapieentscheidung. Viele Frauen haben trotz guter Knochendichtewerte vorbestehende osteoporotische Knochenbrüche. Das bedeutet, trotz altersnormaler Knochendichte liegt bei ihnen ein erhöhtes individuelles Frakturrisiko vor. Man darf sich als Osteologe und als Patient nicht nur auf die Knochendichtemessung verlassen. Es muss immer darum gehen, das individuelle Frakturrisiko zu bestimmen (case finding). Das Fraktur- und Sturzassessment gepaart mit der Erfahrung des Spezialisten hat eine höhere Bedeutung als die Knochendichtemessung!

Lebens-alter in Jahren		T-Score (Nur anwendbar auf DXA-Werte. Die Wirksamkeit einer medikamentösen Therapie ist für periphere Frakturen bei einem T-Score >– 2.0 nicht sicher belegt).				
Frau	**Mann**	**–2,0 bis –2,5**	**–2,5 bis –3,0**	**–3.0 bis –3,5**	**–3,5 bis –4,0**	**< –4,0**
50–60	60–70	Nein	Nein	Nein	Nein	Ja
60–65	70–75	Nein	Nein	Nein	Ja	Ja
65–70	75–80	Nein	Nein	Ja	Ja	Ja
70–75	80–85	Nein	Ja	Ja	Ja	Ja
> 75	> 85	Ja	Ja	Ja	Ja	Ja

Zur Knochendichtemessung wurde als Standardmethode die **D**ual **X**-Ray **A**bsorptiometry (DXA) festgelegt. Mit der DXA wird eine Flächendichte in g/cm² bestimmt. Sie dient der Bestimmung des Schweregrades einer Osteoporose. Das Maß ist die Abweichung der gemessenen Knochendichte von der junger, gesunder Erwachsener. Diese Abweichung wird in Standardabweichungen (SD) als sogenannter T-Score ausgewiesen. Damit können das 10-Jahres-Frakturrisiko und die Therapieschwelle definiert werden (s. Tabelle oben). Die bis zum Jahr 2023/24 verwendete Leitlinie stützte sich auf die Vorhersage des 10-Jahres-Frakturrisikos. Dieses Verfahren wird zugunsten eines 3-Jahres-Frakturrisikomodells abgelöst werden. Die neue Leitlinie DVO sieht jeweils für Frauen und Männer die Einteilung der T-Score-Messergebnisse aus der DXA-Messung in ein 3- bis 5-prozentiges, ein 5- bis 10-prozentiges und ein > 10-prozentiges 3-Jahres-Frakturrisiko vor.

Eine Osteoporose liegt nach der WHO-Definition bei einem T-Score von weniger als –2,5 SD vor. Werte zwischen –1,0 und –2,5 SD werden als Osteopenie klassifiziert. Beim Vorliegen bestimmter schwerwiegender Risikofaktoren kommt es vor, dass auch eine Osteopenie schon zu einer Behandlung zwingt.

Die Messung der Knochendichte sollte, wenn möglich, an der Lendenwirbelsäule und an beiden Hüften durchgeführt werden.

Zur Diagnostik und zur Festlegung der Therapieschwelle ist dann der niedrigste gemessene T-Score heranzuziehen. An der Wirbelsäule sollten mindestens zwei benachbarte Wirbelkörper gemessen werden. Frakturierte Wirbelkörper müssen von der Analyse ausgeschlossen werden. Um das gewährleisten zu können und auch um vorbestehende Wirbelbrüche zu erkennen, ist die zusätzliche seitliche Analyse der Wirbelkörperhöhen (LVA) erforderlich. Bei den Hüftgelenken ist der jeweils niedrigste T-Score der schlechtesten Hüfte zu verwenden.

Trabecular Bone Score

Wie Sie bereits wissen, ist nicht die Knochendichte allein, also der Kalziumgehalt pro Knochenfläche, für die Stabilität des Knochens ausschlaggebend, sondern die Mikroarchitektur, das Netzwerk, gebildet aus den Knochenbälkchen. Aus diesem Grund gewinnt neben der DXA-Messung in jüngster Zeit ein weiteres Analysetool an Bedeutung – der **T**rabecular **B**one **S**core (TBS). Durch eine zusätzliche Software wird aus den Daten der DXA-Messung der TBS ermittelt. Es ist also keine weitere Untersuchung erforderlich. Da bei gleichen DXA-Werten die Qualität des Knochens durch Mikrofrakturen sehr unterschiedlich sein kann, erbringt die TBS einen diagnostischen Zusatznutzen für die Vorhersage des individuellen Frakturrisikos. Je homogener der Knochen, je weniger Mikrofrakturen vorliegen, umso höher ist der TBS-Wert und umso besser ist die Mikroarchitektur des Knochens. TBS-Werte von > 1350 gelten als normal, TBS-Werte < 1200 zeigen eine gestörte Mikroarchitektur des Knochens auf. Die TBS-Analyse gehört in Deutschland noch nicht zum Standardrepertoire der Osteoporosediagnostik.

Die wichtigsten Messorte für die DXA-Untersuchung sind die Lendenwirbelkörper, der Oberschenkelhals und der Radius. Ergänzt wird die Messung durch eine vorausgehende seitliche Wirbelsäulenanalyse aller Wirbelkörper (Lateral Vertebral Analyse (LVA)), bei der die Wirbelkörperhöhen analysiert werden, um vorbestehende, eventuelle bisher unbekannte Wirbelkörperbrüche als Risikofaktoren zu detektieren.

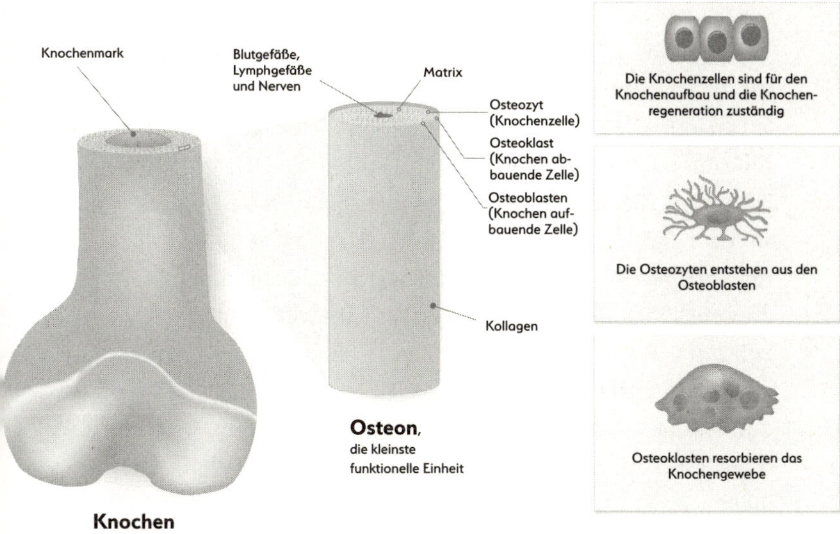

Die innere Struktur eines Knochens

Der T-Score einer DXA-Messung gibt an, wie stark die individuell gemessene Knochendichte von der Knochendichte eines gesunden, jungen gleichgeschlechtlichen Erwachsenen-Normkollektivs abweicht. Der T-Score dokumentiert die Abweichung von einem »Normalwert« und korreliert mit dem zu erwartenden Frakturrisiko. Ein T-Score größer als –1,0 gilt als normal, Werte zwischen –1,0 und –2,5 werden als Osteopenie und Werte niedriger als –2,5 als osteoporotisch klassifiziert.

Quantitativer Ultraschall und Quantitative Computertomografie

Es gibt noch weitere Methoden zur Bestimmung der Knochenfestigkeit, wie den Quantitativen Ultraschall (QUS) oder die Quantitative Computertomografie (QCT). Bei diesen Verfahren handelt es sich um gänzlich andere Messmethoden, mit denen unterschiedliche physikalische Messgrößen bestimmt werden, die nicht unmittelbar miteinander oder mit der DXA-Methode vergleichbar sind. Auch die WHO-Definition der Osteoporose bezieht sich ausschließlich auf den durch das DXA-Verfahren bestimmten T-Score von –2,5 Standardabweichungen. Alle Zulassungsstudien für die Osteoporosemedikamente wurden mit der DXA-Methode verifiziert. Die meisten epidemiologischen Daten wurden mithilfe der DXA-Methode gewonnen. Vorteil der QCT gegenüber der DXA ist die Bestimmung der Knochendichte in einem dreidimensionalen Raum in g/cm³. Dabei können spongiöser und trabekulärer Knochen getrennt analysiert werden. Nachteil der QCT sind die deutlich höhere Strahlenbelastung und die Nichtvergleichbarkeit mit den DXA-Referenzwerten.

Der Quantitative Ultraschall QUS ermittelt das Frakturrisiko durch Analyse der Knochenelastizität an peripheren Messorten (Finger, Ferse). Physikalische Parameter sind die Schallgeschwindigkeit und deren Abschwächung im Knochen. Der Vorteil der Untersuchung liegt in ihrer Strahlenfreiheit. Der QUS erlaubt eine gewisse Frakturrisikoabschätzung. Die Korrelation von QUS mit den Ergebnissen einer DXA-Messung ist aber sehr begrenzt, weshalb der QUS nur zur Orientierung und Veranlassung einer weitergehenden Diagnostik eingesetzt werden kann.

Die Knochendichte ist ein Surrogat-Parameter für das Knochenbruchrisiko. Studien haben bewiesen, dass mit einer Verringerung der Knochendichte das Frakturrisiko exponentiell ansteigt. Nach Definition der WHO besteht eine Osteoporose bei einer Standardabweichung von –2,5 vom Mittelwert der jungen Referenzpopulation. Die Therapieindikation ergibt sich aber aus dem individuellen Frakturrisiko, das durch weitere wichtige beeinflussbare und unbeeinflussbare individuelle Risikofaktoren bestimmt wird. Zu kurze Zeitintervalle zwischen den Knochendichtemessungen von weniger als einem Jahr machen zur Verlaufskontrolle keinen Sinn, da wegen der hinlänglichen Präzision der Untersuchung keine Aussage zu einer tatsächlichen Veränderung gemacht werden kann. Die Richtigkeit einer Untersuchung drückt die Abweichung des gemessenen Wertes vom wahren Wert aus und ist ausschlaggebend für die diagnostische Sicherheit und die Abschätzung des Frakturrisikos. Sie liegt für die DXA-Messung bei 8–15 %. Durch eine fortlaufende Qualitätssicherung, Re-Evaluation und Zertifizierung werden die Kriterien Qualifikation der Untersucher, Strahlenschutz, Präzision und Richtigkeit durch entsprechende Fachgesellschaften und Prüfgremien geprüft und zertifiziert. Achten Sie bitte in Ihrem eigenen Interesse darauf. Das Zertifikat Osteologe DVO (Dachverband der osteologischen deutschsprachigen Gesellschaften) bürgt für höchste wissenschaftliche Expertise.

DXA-Messtechnik als diagnostischer Indikator

Bei der DXA-Messung wird die Knochendichte an den Wirbelkörpern LWK 1–4 ermittelt. Mindestens zwei benachbarte Wirbelkörper müssen für eine Auswertung geeignet sein. Liegen Wirbelfrakturen vor, so müssen die davon betroffenen Wirbel von der Messung ausgeschlossen werden, da sie sonst die Werte verfälschen. Liegen Artefakte vor (Kyphoplastie, Metall, Gefäßverkalkung, starker Verschleiß) müssen diese berücksichtigt und ebenfalls ausgeschlossen werden. Dafür ist unter Umständen eine weiterführende Diagnostik im Vorfeld der DXA-Messung erforderlich. Die Wirbelkörperhöhe muss vom 1. bis zum 4. Lendenwirbelkörper zunehmen und die Wirbelsäule sollte möglichst gerade positioniert sein. Sind diese Kriterien nicht erfüllbar, so kann die Messung nicht zur Diagnostik verwendet werden. Bei der Messung der Schenkelhälse ist auf eine exakte Lagerung und Rotation der Beine mittels Lagerungshilfe zu achten. Die Messlinien müssen exakt positioniert sein. Es ist der Wert der niedrigst gemessenen Hüfte zu verwenden.

Referenzwert für die Diagnose einer Osteoporose und die Ermittlung des individuellen Frakturrisikos nach DVO ist der niedrigste Messwert von Lendenwirbelsäule, Gesamt-Femur und Schenkelhals, in Ausnahmefällen des Radius. Die individuelle Therapieschwelle liegt nach aktueller Leitlinie bei einem 30-prozentigen 10-Jahres-Frakturrisiko und wird unter Berücksichtigung des T-Scores und weiterer Risikofaktoren wie Geschlecht, Alter, vorbestehenden Brüchen und weiteren Erkrankungen bestimmt.

Mit der neuen DVO-Leitlinie 2023/24 erfolgt durch die Einführung der 3-Jahres-Frakturschwelle ein Paradigmenwechsel.

Bei einem 3- bis 5-prozentigen 3-Jahres-Frakturrisiko sollte eine Osteoporosebehandlung eingeleitet werden, wenn weitere starke Risikofaktoren oder ein sehr hohes imminentes Knochenbruchrisiko, wie unmittelbar nach einer eigenen Schenkelhalsfraktur oder akuten multiplen Wirbelkörperbrüchen, vorliegen. Bei einem 5- bis 10-prozentigen 3-Jahres-Frakturrisiko sollte eine spezifische Osteoporosebehandlung eingeleitet werden, die auch den Einsatz knochenaufbauender Medikamente einschließen kann. Ab einem 10-prozentigen 3-Jahres-Frakturrisiko sollte primär der Einsatz von knochenaufbauenden (osteoanabolen) Substanzen erfolgen – osteoanabol first!

Die Messtechnik der DXA enthält einige Fallstricke und Fehlerquellen, weshalb eine fortlaufende Schulung des medizinisch-technischen Personals und ein standardisierter Ablauf der Untersuchung (**S**tandard **O**perating **P**rocedures (SOPs), möglichst immer durch dieselbe MTA erforderlich sind. Sie sollten die Knochendichtemessung auch unbedingt bei dem Arzt durchführen lassen, der die weiterführende Diagnostik wie Röntgen, Labor, Risiko- und Sturzassessment übernimmt und der für die Einleitung, Durchführung und Einhaltung der Therapie verantwortlich ist. Er sollte Sie auch vertrauensvoll während der Therapie begleiten. Eine Kontrolle der Knochendichte sollte nach Möglichkeit wegen saisonaler Schwankungen immer zur selben Jahreszeit oder im gleichen Monat und zur Einhaltung der erforderlichen Präzision und Richtigkeit auf dem gleichen Gerät erfolgen.

Weitere internationale Analysemodelle

Bei den bisherigen Ausführungen zur Knochendichtemessung und Ermittlung des individuellen Frakturrisikos habe ich mich ausschließlich auf das in Deutschland gebräuchliche Modell der Leitlinie des DVO konzentriert. Die Daten, die diesem Vorhersagemodell zugrunde liegen, entstammen europäischen Studien.

Es existiert ein weiteres Analysemodell der Knochendichte, das sich auf wesentlich umfangreichere Datensätze von Europa, Nordamerika, Asien und Australien bezieht. Das FRAX-Modell (**Fr**acture **R**isiko **A**ssessment **T**ool) dient der Bestimmung des Frakturrisikos eines Patienten oder einer Patientin unter Berücksichtigung der Knochendichtemessung (DXA) am Schenkelhals und den individuellen Risikofaktoren. Als individuelle Risikofaktoren werden dabei Alter, Geschlecht, Gewicht und Größe, vorangegangene Knochenbrüche, eine Hüftfraktur eines Elternteils, Nikotinkonsum, Behandlung mit Cortison, das Vorliegen von Begleiterkrankungen wie Rheuma, Diabetes, Mangelernährung u.a. sowie der Alkoholkonsum berücksichtigt. Es liegt eine etwas andere Gewichtung als beim europäischen Modell vor. FRAX liefert eine 10-Jahres-Wahrscheinlichkeit für eine Hüftfraktur (hip) und eine 10-Jahres-Wahrscheinlichkeit für eine osteoporotische Signalfraktur an Wirbelsäule, Unterarm oder Schulter als **M**ajor **O**steoporotic **F**racture (MOF). Nach den aktuellen Empfehlungen der Amerikanischen Nationalen Osteoporosis Foundation soll eine Osteoporosetherapie eingeleitet werden, wenn das 10-Jahres-Frakturrisiko für eine Hüftfaktur > 3,0 % und für eine große osteoporotische Signalfraktur bei > 20,0 % liegt. Eine mögliche Schwäche des FRAX-Modells ist die Konzentration auf den Schenkelhals. Möglicherweise werden damit Frakturwahrscheinlichkeiten an der Wirbelsäule untergewichtet. Es gibt in der Praxis besonders bei jüngeren Patientinnen und Patienten immer wieder Fälle, die am Schenkelhals normale, an der Wirbelsäule aber viel schlechtere Knochendichtewerte aufweisen. In diesen Fällen könnte es zu einer Fehleinschätzung des Frakturrisikos kommen. Im FRAX wird die Einnahme von Glucocorticoiden unabhängig von der Dosis betrachtet, obwohl bekannt ist, dass die Auswirkungen auf den Knochenstoffwechsel dosisabhängig sind.

Viele Frakturen entstehen bereits bei einem T-Score zwischen –1,5 und –2,5. Dieser Bereich wird nach der DVO-Leitlinie als Osteopenie klassifiziert (s. S. 49). Dem wird in der neuen DVO-Leitlinie 2023/24 dahingehend Rechnung getragen, dass bei vorbestehenden osteoporotischen Fakturen bereits ab dem Vorliegen eines T-Scores von –1,5 Standardabweichung (SD) eine spezifische Therapie eingeleitet werden kann. Einen diagnostischen Zusatznutzen des FRAX sehe ich in meiner Sprechstunde gerade im T-Score-Bereich von –1,5 bis –2,5 SD zur Indikationsstellung einer Therapie. Dabei verwende ich zur Erhöhung der Sicherheit bei einer Therapieentscheidung seit einiger Zeit beide Modelle, DVO-Leitlinie und FRAX gleichzeitig.

Bioelektrische Impedanzanalyse

Die Bioelektrische Impedanzanalyse (BIA) gehört nicht zur Basisdiagnostik der Osteoporose. Da Übergewicht und vor allem das viszerale Bauchfett ein Risikofaktor für eine Osteoporose sind, stellt die BIA jedoch eine wertvolle Zusatzdiagnostik dar. In besonderem Maße gilt das aber auch für eine Unterernährung (BMI < 20) und einen beschleunigten Muskelabbau, häufig anzutreffende Risikokonstellationen in der täglichen Osteoporose-Praxis.

Das vermehrte Bauchfett und die nicht alkoholische Fettleber, die Seuchen des 21. Jahrhunderts, führen zu einer chronischen, stummen Entzündung (silent inflammation). Diese silent inflammation verursacht eine Übersäuerung des Bindegewebes, die eine Osteoporose zur Folge haben kann. Chronische Entzündung bedeutet auch beschleunigtes Altern (Seneszenz), vermehrter Energiebedarf, Erschöpfung der mitochondrialen Energieerzeugung und Überlastung des Organismus mit gefährlichen freien Radikalen. Ein krankhaftes Untergewicht mit einem BMI < 20 wird als eigenständiger Risikofaktor für eine Osteoporose gewertet. In diesem Zusammenhang kommt es häufig zu einer Reduktion der Knochendichte, einer Knochenmatrix-Mineralisationsstörung bis hin zur Entwicklung einer Osteoporose. Eine Optimierung der Ernährungssituation, insbesondere des Protein- und Mineralstoffwechsels, hat großen Einfluss auf eine Normalisierung des Knochenmineralgehaltes.

Messung mit Strom

Die Bioelektrische Impedanzanalyse (BIA) ist eine Methode zur Bestimmung der Körperzusammensetzung. Dabei wird ein schwacher elektrischer Strom durch den Körper geleitet und der Widerstand in den unterschiedlichen Körpergeweben gegen den Strom gemessen. Die Messung erfolgt normalerweise über Elektroden, die an Handgelenken und Knöcheln angebracht werden. Diese Untersuchung ist einfach durchzuführen und vollkommen schmerzfrei und dauert nur wenige Minuten. Die Ergebnisse können verwendet werden, um zu bestimmen, ob eine Person einen höheren Anteil an Körperfett oder Muskeln hat. Dies kann hilfreich sein, um das Risiko für verschiedene Gesundheitsprobleme wie Osteoporose und Diabetes zu beurteilen.

Die BIA muss jedoch mit Vorsicht betrachtet werden. Die Ergebnisse können durch Faktoren wie Dehydration, Mahlzeiten, körperliche Aktivität und Alkoholkonsum beeinflusst werden. Die Messungen können ungenau sein, wenn die Elektroden nicht richtig platziert sind oder wenn eine Person Metallimplantate oder Elektronik im Körper hat. Die Ergebnisse der BIA-Messung sind bei uns Teil einer umfassenden Gesundheitsbewertung im Rahmen der Osteoporosediagnostik und dienen der komplementären Gesundheits- und Ernährungsberatung. Die Messung erlaubt exakte Rückschlüsse auf den Gehalt an Mineralien, Wasser, Muskelmasse, Fettmasse sowie Trainings- und Energiezustand des Organismus. Dabei eignet sich die Messung hervorragend zur Verlaufsbeobachtung und Dokumentation von Veränderungen durch therapeutische Maßnahmen wie Ernährungsumstellung, Entwässerung und körperliches Training.

Analyse des vegetativen Nervensystems

Die Analyse des vegetativen Nervensystems (VNS) gehört nicht zur Standarddiagnostik der Osteoporose.

Stress ist das Nikotin des 21. Jahrhunderts! Besonders unser hektischer, westlicher Lebensstil, Fehlernährung und das Fehlen von Spurenelementen und Mineralien in industriell hergestellten und verarbeiteten Lebensmitteln führen zu einer Mangelversorgung des Organismus. Unmittelbare Auswirkung des allgegenwärtigen Stresses ist ein ständiges Zuviel an Stresshormonen – der Hypercortisolismus. Messen lässt sich das mit der VNS-Analyse. Die VNS-Analyse ist die Funktionsanalyse des vegetativen Nervensystems. Chronischer Stress, Lärmbelastung, Mobbing, Burn-out, Konsum von Kaffee, Energydrinks und Cola, aber auch chronische Entzündungen und Schlafstörungen haben eine vermehrte Ausschüttung von Stresshormonen, insbesondere von Cortisol zur Folge. Umweltgifte wie Schwermetalle, Pestizide oder Weichmacher führen ebenso zu einer messbaren Belastung unseres Körpers.

Die unmittelbare Folge der Aktivierung unserer Stressachse ist der Anstieg der körpereigenen Cortisolproduktion, der zu Bluthochdruck, Insulinresistenz, viszeraler Adipositas und der nichtalkoholischen Fettleber führt. Die Aktivierung des Sympathikus führt zur Ausschüttung von Zytokinen und Interleukinen und zu einer vermehrten Aggregation der Blutplättchen und damit zu einem erhöhten Risiko für Herz-Kreislauf-Erkrankungen. Ein dauerhaft erhöhter Cortisolspiegel hat direkte negative Effekte auf den Knochen. Glucocorticoide erhöhen die Kalziumausscheidung über den Urin, hemmen die Kalziumaufnahme im Magen-Darm-Kanal, stimulieren den Knochenabbau und erhöhen den Vitamin-D-Bedarf. Ebenso werden vermehrt Magnesium, Zink und Vitamin C im Urin von Patienten mit Hypercortisolismus ausgeschieden. Die negative Kalziumbilanz führt zur Osteoporose. Indem Sie also Ihre Stressbelastung reduzieren, tun Sie nicht nur Gutes für Ihr Herz-Kreislauf-System, sondern auch für Ihre Knochen. Im Kapitel Bewegung lernen Sie mit der Qigong-Übung »Die Atemblume« (s. S. 177) eine wunderbare Möglichkeit zum Stressabbau kennen. Der App BoneFit können Sie diese Übung auch entnehmen. Mit dem folgenden QR-Code können Sie sich die App herunterladen:

Analyse des Darmmikrobioms

Auch die Darmbiom-Analyse zählt nicht zur Basisdiagnostik der Osteoporose. Es gibt aber Hinweise darauf, dass das Darmmikrobiom, das heißt die Gesamtheit der Mikroorganismen, die im menschlichen Darm leben, eine Rolle bei der Regulierung der Knochendichte und -gesundheit spielt. Studien haben gezeigt, dass bestimmte Arten von Bakterien im Darm die Produktion von Botenstoffen beeinflussen, die das Knochenwachstum und die Knochenresorption steuern können. Darüber hinaus wurden Zusammenhänge zwischen der Zusammensetzung des Darmbioms und dem Risiko für Osteoporose, Diabetes mellitus, chronisch entzündlichen Erkrankungen, Allergien und Autoimmunkrankheiten identifiziert. Eine Studie zeigt beispielsweise, dass ältere Frauen mit einer höheren Diversität des Darmbioms tendenziell eine höhere Knochendichte hatten als Frauen mit einer geringeren Diversität. Ein weiterer möglicher Einfluss auf die Knochendichte könnte die Vitamin-D-Produktion sein. Einige Arten von Darmbakterien können dazu beitragen, dass der Körper mehr Vitamin D produziert.

Die Darmoberfläche ist etwa 200-mal größer als die der Haut. Diese Oberflächenvergrößerung dient der besseren Aufnahme von Nährstoffen, stellt aber auch ein erhöhtes Risiko für das Eindringen gefährlicher Gärungs- und Fäulnistoxine, schädlicher

Sich gegenseitig bereichern

Einer ausgewogenen, biologisch wertvollen, saisonal angepassten und optimal auf die jeweiligen körperlichen Gegebenheiten und die individuelle Konstitution abgestimmten Ernährung kommt in den asiatischen Medizinsystemen (TCM, Ayurveda, Tibetische Medizin) eine weitaus größere Bedeutung zu als im westlichen System der Schulmedizin. Allerdings ist ein sich anbahnender Wandel auch hier nicht zu übersehen. Dass die Darmwand die Kinderstube eines effizienten und gesunden Immunsystems ist, wird auch in der Schulmedizin nicht mehr abgestritten. Aber es geht um weitaus mehr!

Mikroorganismen oder von Umweltgiften dar. Den Darm, die Mundhöhle, die Schleimhäute, die Genitalorgane und die Lunge besiedeln etwa 40–100 Billionen Mikroorganismen aus bis zu 2000 verschiedenen Arten, mehr, als es jemals Menschen auf der Erde geben wird. Über 50 % aller Zellen des menschlichen Organismus sind Bakterien und Pilze und somit körperfremde Spezies mit eigenem genetischem Material! Wer ist da eigentlich der Herr im Hause? Die Erforschung der Artenvielfalt in unserem Darm steht erst ganz am Anfang. Dabei müssen überlieferte Ansichten so berühmter und geschätzter Mediziner wie Robert Koch und Paul Ehrlich, die in Mikroorganismen ausschließlich zu bekämpfende Krankheitserreger sahen, überwunden werden. Nicht nur hier müssen die Karten neu gemischt und viele überholte Lehrmeinungen über Bord geworfen werden. Die Vielfalt der in uns lebenden Mikroorganismen, auch als Darmbiom oder Mikrobiota bezeichnet, ist nicht nur für unsere Verdauung wichtig, sondern auch für die Entwicklung und Reifung eines gesunden Immunsystems, ja für die Entwicklung des Gesamtorganismus schlechthin. Über das Pfortadersystem gelangen die resorbierten Nährstoffe aus dem Darm zur Leber, wo sie zur Umwandlung in körpereigene Substrate dienen. Das Blut, beladen mit den Substraten Zucker, Proteinen und Fetten aus dem Leberstoffwechsel, zirkuliert im

Organismus und versorgt jedes einzelne Organ, jedes Gewebe mit Körperwärme und Nährstoffen und dient dem Funktionserhalt, der Energiegewinnung und dem Aufbau der Körperbestandteile: Muskeln, Fett, Knorpel, Bindegewebe, Nerven, Knochen und Knochenmark.

Auswirkungen einer Dysbiose

Die Darmbakterien kontrollieren das Eindringen der Krankheitserreger oder Giftstoffe und machen diese durch enzymatische Reaktionen unschädlich. Sie sind aber auch an der Synthese lebenswichtiger Vitamine (Vitamin-K- und B-Gruppe) und Nährstoffe (Aminosäuren, u.a. Tryptophan) ebenso beteiligt wie am Abbau von Medikamenten. Wenn Sie sich schon immer gefragt haben, warum ein Medikament bei jemandem geholfen, bei einem anderen aber versagt hat, so kann das auch an der Besiedlung, dem Mischungsverhältnis oder der Aktivität verschiedener Bakterienstämme im Darm der Betroffenen gelegen haben. So konnten aktuelle Studien der Harvard-Medical-School belegen, dass einige Bakterien in der Lage sind, Tumorzellen bei Brustkrebspatientinnen vor dem Angriff durch Chemotherapeutika zu schützen, indem sie Enzyme herstellen, die die Chemotherapeutika wirkungslos machten. Gleichzeitig können Bakterien aber auch durch chemische Umwandlung die Toxizität von Medikamenten erhöhen. Die unterschiedliche Wirksamkeit von Medikamenten bei gleicher Diagnose an verschiedenen Patienten wird so verständlich. Es gibt Bakterienstämme, die die Aufnahme von Medikamenten verhindern oder die Wirkung bewährter Medikamente stark beeinträchtigen. Verschiedene Bakterienarten können darüber hinaus miteinander Informationen, ja sogar ihr Erbgut austauschen (Epigenetik, Resistenzplasmide). Das kann man negativ sehen, indem Antibiotikaresistenzen oder Wirkstoffresistenzen von Bakterienstamm zu Bakterienstamm weitergegeben werden. Oder positiv, indem die uns besiedelnden Spezies miteinander lernen, auf veränderte Lebens- und Umweltbedingungen während der Evolution zu reagieren, um sich so über die Jahrtausende anzupassen, zu optimieren und ihr eigenes Überleben als Art sowie ganz uneigennützig und nebenbei das Überleben ihres Wirtsorganismus, des Menschen, zu sichern. Während dieses Prozesses gingen ursprüngliche Funktionen verloren, neue wurden hinzugewonnen. Die Evolution sorgt dafür, das Angepasstes und Optimiertes überlebt und Nutzloses verschwindet. Eine Störung oder ein Eingriff in ein so ausgewogenes System können weitreichende Folgen haben.

Biom-Fehlbesiedlungen, auch Dysbiosen genannt, beginnen bereits in der Mundhöhle und können durch falsche Ernährung, schlechtes Kauen, mangelnde Zahn- und Mundhygiene, industriell hergestellte Nahrungsmittel, durch verlangsamte Darmpassage bei Fehlernährung wegen zu geringer Aufnahme von Ballaststoffen, durch zu häufigen Antibiotikaeinsatz oder durch die Aufnahme von Antibiotika (auch über das Trinkwasser), durch Weichmacher, Lösungsmittel, Pestizide, Nahrungsmittelzusätze wie Emulgatoren oder Konservierungsstoffe, sogar durch Medikamente wie die geliebten Magenschützer (Protonenpumpenhemmer wie Pantoprazol oder Omeprazol) und vieles mehr ausgelöst werden. Sie führen zur Überladung des Darmes mit Toxinen, die die Funktion der Darmschleimhaut schädigen. So hat man festgestellt, dass Patienten unter einer Dauertherapie mit Protonenpumpenhemmern häufiger an Darminfekten leiden. Auch die Aufnahme von Kunststoffen über die Nahrungsmittelkette (Mikroplastik) bewirkt eine chronische Entzündungsreaktion in der Darmwand. Leider werden Kunststoffe nun sogar in den Tiefen der Ozeane nachgewiesen und sind längst, wie auch Antibiotikarückstände, in unserer Nahrungskette angekommen. All diese Gifte verursachen zunächst eine lokale Entzündung der Darmschleimhaut, die zu einer Aktivierung des lokalen Immunsystems und zu einer unspezifischen immunologischen Abwehrreaktion führt. Darm-Fehlbesiedlungen können allerdings auch durch medizinische Maßnahmen wie Chemotherapie, Operationen oder Bestrahlung ausgelöst werden.

Gesunder Darm = gesundes Immunsystem

Die Darmwand verfügt über ein ausgeklügeltes Schutzsystem. Zwischen den einzelnen Zellen der Darmschleimhaut befindet sich eine aus Eiweiß bestehende Kittsubstanz zur Abdichtung. Diese Kittsubstanz unterliegt einer bedarfsabhängigen gezielten Steuerung. Das steuernde Enzym heißt Zonulin und gilt als Labormarker für die Stabilität bzw. Durchlässigkeit der Darmschleimhaut. Durch Gärungs- und Fäulnistoxine, pathogene Keime oder die Einwirkung schädlicher Substanzen können die Abdichtungsproteine zerstört werden. Dadurch können Fremdstoffe in die Darmwand eindringen, eine lokale Entzündung provozieren und in den Blutkreislauf gelangen. Diese krankhaft erhöhte Durchlässigkeit der Darmschleimhaut wird heute als Leaky-Gut-Syndrom (LGS) bezeichnet. Die Bedeutung des LGS wird für viele autoimmune Entzündungsreaktionen wie Multiple Sklerose, Rheuma, Allergien, Neurodermitis oder Akne erforscht. In meinem Buch *Arthrose – ganz anders. Warum Arthrose nicht Schicksal ist* bin ich auf die Bedeutung des LGS bei der Entstehung der Arthrose und die daraus abgeleitete alternative Behandlung ausführlich eingegangen. Die Dysbiose ist meiner Meinung nach einer der Hauptgründe für die Entstehung einer (Poly-)Arthrose.

Eine Untersuchung der Uni Freiburg kam zu dem Ergebnis, dass das Darmbiom einen großen Einfluss auf das Immunsystem haben kann. Die im zentralen Nervensystem (Gehirn, Rückenmark) agierenden Immunzellen funktionieren nur dann korrekt, wenn sie durch bestimmte Darmbakterien mit lebenswichtigen Substanzen, den kurzkettigen Fettsäuren, versorgt werden. Bei Patienten mit LGS treten vermehrt langkettige Fettsäuren durch die Darmwand. Im Blut von MS-Patienten werden weniger kurzkettige Fettsäuren nachgewiesen als bei Gesunden. Behandelte man diese Patienten durch zusätzliche Gaben von kurzkettigen Fettsäuren mit dem Zusatz von Propionsäure, einem der wichtigsten Energielieferanten für die Darmschleimhaut, reduzierte sich die Zahl der Entzündungszellen im Blut. Eine pflanzenbetonte Kost mit einem erhöhten Anteil an Ballaststoffen wie Apfelschalen, Vollkornprodukten, Hülsenfrüchten oder Nüssen erhöht die Propionsäure-Produktion der Darmbakterien. Werden zu wenig Ballaststoffe mit der Nahrung aufgenommen, wie es in den Industrieländern leider regelhaft der Fall ist, können die Darmbakterien nicht genügend Propionsäure produzieren. Die Darmschleimhaut wird geschädigt und das LGS ist eine mögliche Folge.

Diabetes mellitus, Adipositas, Arthrose, autoimmune Prozesse wie Hashimoto, COPD, Vasculitis, Stomatitis, Allergien, chronisch entzündliche Darmerkrankungen und Osteoporose treten sehr häufig in Kombination auf. Frühe Stadien eines Diabetes mellitus zeigen entzündliche Infiltrationen der Bauchspeicheldrüse. Gelenke von Diabetes-mellitus-Patienten weisen eine stärker ausgeprägte Gelenkschleimhautentzündung mit einer erhöhten Konzentration von Entzündungsmediatoren in der Gelenkflüssigkeit auf. Durch die Entzündungsbotenstoffe werden die knochenabbauenden Zellen (Osteoklasten) direkt aktiviert. Zusätzlich resultierende Störungen der Resorption der Darmschleimhaut für Mikro- und Makronährstoffe, für Fette und fettlösliche Vitamine begünstigen die Entstehung einer Osteoporose beim LGS. Der beschleunigte Knochenabbau (high turnover) in der unmittelbaren Menopause beruht nicht allein auf dem Wegfall der Östrogene, sondern auch in einer durch den Östrogenmangel veränderten Darmbarriere und Regulation der Zellen der Darmschleimhaut und des Immunsystems.

Die Rolle des Vitamins K_2

Ich selbst bin immer wieder über das Phänomen der Entkalkung des Knochens bei gleichzeitiger Verkalkung der Blutgefäße, des Knorpels (besonders Rippenknorpel) oder anderer Weichteilgewebe verwundert. Besonders bei Patienten, die zur Blutverdünnung mit dem Vitamin-K-Antagonisten Warfarin (Marcumar) behandelt werden, ist das starke Fortschreiten dieser Verkalkungen bei gleichzeitiger fortschreitender Entkalkung der Knochen zu beobachten. Das kann keine Kalziummangel-Osteoporose sein! Vielmehr scheint es sich um eine Kalzium-Verteilungsstörung im Organismus zu handeln: Was auf der einen Seite fehlt (Knochen), ist auf der anderen Seite zu viel (Gefäße etc.). Heute wissen wir, dass die Darmbakterien unter anderem auch für die Produktion des endogenen Vitamin K_2 wie auch für einige essenzielle Aminosäuren verantwortlich sind. Liegt hier die Lösung des Rätsels? Studien belegen, dass Vitamin K_2 die Verkalkung in Blutgefäßen nicht nur verhindern, sondern sogar umkehren kann. In einer der entsprechenden Studien wurde Ratten der Vitamin-K-Antagonist Warfarin verabreicht, um eine Verkalkung der Arterien herbeizuführen. Ein Teil der Ratten erhielt danach Vitamin-K_2-haltiges Futter, während die anderen mit normaler Nahrung gefüttert wurden. Das Vitamin K_2 führte bei den Tieren zu einer Reduktion des Kalkgehalts in den Arterien um 50 %! Ob eine Vitamin-K-Gabe das Knochenbruchrisiko senken kann, ist bisher nicht belegt. Die Substitution von Vitamin K_2 scheint jedoch in Anbetracht der Studienlage bei einer Erhöhung der Kalziumaufnahme durch Vitamin-D-Substitution und Kalziumsubstitution sinnvoll, um Gefäßverkalkungen vorzubeugen.

Eine Stuhlanalyse kann in Kombination mit einer Blutuntersuchung Aufschluss über das Darmbiom und das Vorliegen eines LGS geben. Dabei werden die Zusammensetzung der verschiedenen Darmbakterien-Spezies, der Darm-pH-Wert und im Blut die Laborwerte für Entzündungsaktivität und die Kittsubstanz der Darmschleimhaut untersucht. Eine Analyse des Darmbioms kann zwar nicht zur Standarddiagnostik einer Osteoporose gehören, sollte aber besonders bei Problemfällen unbedingt berücksichtigt werden (s. das Fallbeispiel Kyphoplastie, S. 94).

Was hilft dem Darmbiom?

Die allgemeinen Erkenntnisse wie ballaststoffreiche Ernährung, häufiger Verzehr von frischem Obst und Gemüse sowie Vollkornprodukten, Verzehr von Laktobazillen durch fermentierte Lebensmittel, Substitution kurzkettiger Fettsäuren, Einnahme von Propionsäure und Vitamin K_2 können selbstverständlich in die Basisbehandlung einer Osteoporose einfließen. Die Zufuhr von Prä- und Probiotika kann helfen, das Darmbiom intakt zu halten, die Substitution von Lactobacillus und Bifidus kann zur Darmgesundheit beitragen. Der regelmäßige Genuss von (selbst hergestelltem) Naturjoghurt, Kefir, Buttermilch, fermentierten Lebensmitteln und Sauerteigprodukten hält das Darmbiom im Gleichgewicht. Insbesondere nach einer Behandlung mit Antibiotika sollten Sie unbedingt auf die Wiederherstellung dieses Gleichgewichts achten.

Ernährungs- und Vitalstoffanalyse

Eine ideale Ergänzung zur Untersuchung des Darmbioms und der Bio-Impedanzanalyse ist die in unserer Praxis angebotene Ernährungs- und Vitalstoffanalyse. Anhand der Ergebnisse kann Ihr individueller Vitalstoff-Mehrbedarf ausgewiesen werden. Auf die Bedeutung der Ernährung für die Ausbildung von Krankheiten wie Arthrose und Osteoporose bin ich oben eingegangen. Durch die Analyse Ihrer Ernährungsgewohnheiten, Ihrer Familienanamnese, Ihrer eigenen Begleiterkrankungen und Dauermedikamente, Ihrer beruflichen und sportlichen Aktivitäten ergibt sich ein ganz individueller Vitalstoffmehrbedarf. Aus dem Gesagten wird ersichtlich, dass es allein mit einer Knochendichtemessung bei Verdacht auf Osteoporose nicht getan ist! Die Komplexität der Erkrankung verpflichtet zu einer sorgfältigen Diagnostik von Zusammenhängen und ist von entscheidender Bedeutung für die Wahl der geeigneten ursächlich wirkenden Therapie. Eine sorgfältige ganzheitliche Anamnese unter Einbeziehung der vorliegenden Vorbefunde und Begleiterkrankungen und die Ganzkörperuntersuchung stehen daher am Anfang einer Osteoporosediagnostik! Wenn ein ärztlicher Kollege eine Osteoporose bei Ihnen ausschließlich durch eine Knochendichtemessung diagnostizieren will, nehmen Sie schnell Reißaus, auch wenn das Angebot finanziell noch so verlockend sein sollte.

Klinische Erstuntersuchung

Auch im Zeitalter der künstlichen Intelligenz stellt die klinische ärztliche Untersuchung des Patienten das Herzstück einer umfassenden Diagnostik dar. Ihr Arzt sollte dabei unbedingt »zum Äußersten schreiten« und Sie nahezu unbekleidet untersuchen und auch anfassen. In der alltäglichen Praxis wird die Osteoporose häufig zufällig entdeckt. Das Leitsymptom, weshalb die Patientinnen und Patienten die ärztliche Praxis aufsuchen, ist nach wie vor der Schmerz. Getreu der Maxime: Ich kann nur das finden, wonach ich auch suche, respektive woran ich auch denke, wird der versierte Arzt mit einer zielgerichteten Anamnese und Untersuchung auch eine bisher unbekannte Osteoporose finden. Bei der klinischen Erstuntersuchung sollten schmerzhafte Skelettveränderungen, die auf eine Osteoporose hindeuten, erfasst werden. Bei der Betrachtung des Rückenprofils am entkleideten Patienten fällt oft das sogenannte Tannenbaumphänomen auf. Das entsteht durch eine typische Faltenbildung der Haut, da die Osteoporosepatienten eine Ver-

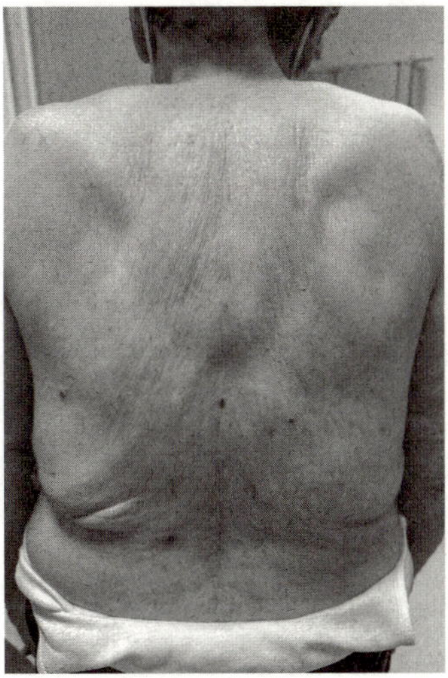

Das »Tannenbaumphänomen« weist auf eine mögliche Osteoporose hin.

ringerung der Körpergröße aufweisen. Häufig sind die Patienten erschrocken, wenn wir daraufhin die Körpergröße messen und diese oft 5–10cm geringer ausfällt als erwartet.

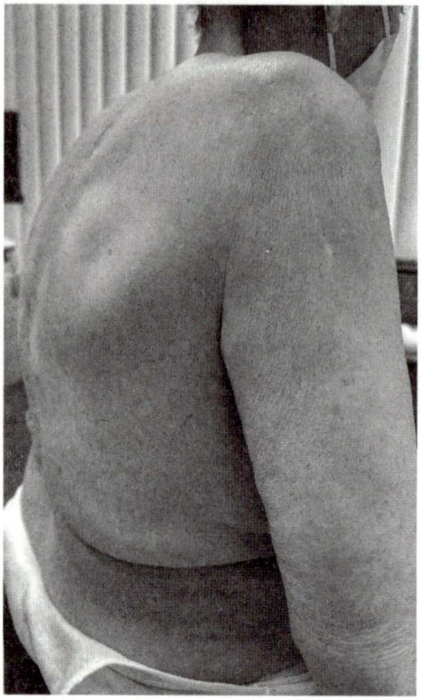

Ein »Witwenbuckel« kann ein Zeichen für Wirbelkörperbrüche sein.

Der sogenannte Witwenbuckel, eine krankhaft vermehrte Biegung der Brustwirbelsäule, deutet oft auf vorbestehende, häufig unbemerkte Wirbelkörperbrüche hin. Der Klopfschmerz über der Dornfortsatz-Reihe der Wirbelsäule ist ein sicheres Zeichen für eine akute Wirbelfraktur und sollte zu einer Röntgenuntersuchung Anlass geben. Die Beweglichkeit der Wirbelsäule und der großen Gelenke sowie eine orientierende neurologische Untersuchung müssen für gutachterliche Fragen und zur Verlaufskontrolle dokumentiert werden. Die Messung des Körpergewichts gehört ebenso zur klinischen Untersuchung.

Diagnostik anhand Röntgenaufnahmen

Eine Röntgendiagnostik der Wirbelsäule oder des Beckens ist bei akut aufgetretenen, starken oder seit Tagen unverändert andauernden lokalisierten Rückenschmerzen oder Schmerzen im Beckenbereich indiziert. Auch bei länger bestehenden Rückenschmerzen, die bisher noch nicht abgeklärt wurden, kann eine Röntgenaufnahme sinnvoll sein. Eine deutliche Abnahme der Körpergröße kann Hinweis auf das Vorliegen von Wirbelbrüchen sein und sollte durch entsprechende Röntgenaufnahmen abgeklärt werden. Mitunter kann es erforderlich werden, innerhalb kurzer Zeit eine Wiederholung von Röntgenaufnahmen zu machen. Ich erinnere mich an einen Patienten, der in der Woche vor dem Besuch meiner Praxis im Krankenhaus geröntgt worden war und bei der Röntgenkontrolle in meiner Praxis wegen anhaltender heftigster Schmerzen der Wirbelsäule multiple Wirbelkörperbrüche aufwies. Als Ursache stellte sich eine bösartige Erkrankung heraus.

Die häufigste Erstmanifestation einer Osteoporose stellt der Knochenbruch dar. Der Sturz aus Stehhöhe sollte im Normalfall nicht zu einem Knochenbruch führen. Bei jeder Fraktur eines über 50-jährigen Patienten oder einer Patientin sollte heute eine Ausschlussdiagnostik einer Osteoporose erfolgen. Die konventionellen Röntgenaufnahmen von Wirbelsäule und Becken stellen nach wie vor – auch im Zeitalter von Computertomografie (CT) und Magnetresonanztomografie (MRT) – das Standardverfahren in der täglichen Praxis zur Frakturdiagnostik dar. So werden auch ältere, bisher unbekannte Knochenbrüche dargestellt. Mir ist aus der eigenen Praxis der Fall einer hochbetagten Dame im Gedächtnis, die auf einen Regenschirm gestützt, die Praxis betrat, bei der in der Röntgenaufnahme des Beckens jeder einzelne Beckenknochen veraltet oder frisch gebrochen war. Diesen Fall habe ich sogar publiziert (s. Literaturhinweise, S. 230).

Die durch eine Osteoporose verursachte Wirbelfraktur führt zu einer klassischen Kompression der Grund- und/oder Deckplatte des Wirbelkörpers im Röntgen. Dabei kommt es meist zu einer typischen keilförmigen Deformierung. Durch die Fehlstatik sind Rückenschmerzen die Folge. Dieser Frakturtyp ist häufig ohne Risiko für neurologische Komplikationen und daher in aller Regel konservativ beherrschbar. Jedoch sollte Ihr Arzt im Blick haben, dass eine Fraktur meistens auf den unmittelbar posttraumatisch angefertigten Röntgenaufnahmen nicht zu sehen ist, sondern erst eine Woche später, bei anhaltenden Schmerzen und einer Röntgenkontrolle, durch eine zunehmende Sinterung (Zusammensacken des Wirbels) auffällt. Deshalb sollte bei fortdauernden Schmerzen nach 1–3 Wochen eine Röntgenkontrolle erfolgen.

Eine CT- oder MRT-Untersuchung kann zur Frakturbeurteilung hinzugezogen werden. In speziellen Fällen kann es erforderlich sein, zur weiteren Abklärung der Osteoporose eine Knochenszintigrafie oder eine Knochenbiopsie durchzuführen. Hat sich der Verdacht auf das Vorliegen einer Knochenmineralisationsstörung erhärtet, folgt im nächsten Schritt der Stufendiagnostik die Laboranalyse.

Diagnostik anhand Laborparametern

Das Hauptaugenmerk der Labordiagnostik in der Osteoporoseversorgung liegt in der differenzialdiagnostischen Abklärung der verschiedenen Osteoporoseformen. Daneben geht es auch um die Therapiesicherheit und Kontrolle. Es muss auch geklärt werden, ob Kontraindikationen für die ein oder andere Medikamentengruppe vorliegen. Im Verlauf einer Osteoporosetherapie dient die Laboruntersuchung der Kontrolle. Über die Messung der Knochenumbauparameter kann exakt die Wirksamkeit der Medikamente beurteilt werden. Während einer Therapiepause, drug holiday genannt, dient das Labor dazu, einen Wiederanstieg der Knochenabbauparameter zu detektieren. Das wäre der Startschuss für den erneuten Einsatz antiresorptiver Medikamente (Sequenztherapie).

Im Basislabor werden die wichtigsten laborchemischen Parameter (Blutbild, CRP, Elektrophorese, TSH basal, anorganisches Phosphat, alkalische Phosphatase, Gesamteiweiß, Leber- und Nierenparameter, Kalzium) und Risikofaktoren für Begleiterkrankungen und differenzialdiagnostisch in Frage kommende andere Erkrankungen mit erniedrigter Knochendichte erfasst. So ist die Diagnose einer Osteomalazie, die oft in Kombination mit einer Osteoporose auftritt und auch eine Minderung der Knochendichte verursacht, vor der Einleitung einer spezifischen Osteoporosetherapie von entscheidender Bedeutung, da die Osteomalazie vorrangig behandelt werden muss.

Werte aus dem Speziallabor

Ihr Osteologe wird in einem osteologischen Speziallabor weitere Werte untersuchen, die Einfluss auf den Knochenumbau haben, oder einen Überblick über die derzeitige Aktivität des Knochenstoffwechsels geben. Dazu zählen Homocystein, Vitamin B_6, B_9, B_{12}, Beta Crosslaps (CTX), Osteocalcin, fT3, fT4, Testosteron, Östrogen, DHA, EPA, DHES, HbA1c, P1NP und knochenspezifische alkalische Phosphatase. Die Knochenumbauparameter dienen hauptsächlich dem Therapiemonitoring. So können der Effekt einer Therapie mit Antiresorptiva durch Senkung der Knochenresorptionsparamter und der Erfolg einer knochenaufbauenden (osteoanabolen) Therapie durch Zunahme der Knochenformationswerte dokumentiert werden. Insbesondere das P1NP, Osteocalcin und CTX zeigen im Blut eine Korrelation mit dem Ansprechen der Therapie.

Die Laborkontrollen können sinnvollerweise vor, 3–6 und 12 Monate nach Therapiebeginn erfolgen. Es sollte eine sehr strenge Präanalytik bei der Blutentnahme eingehalten werden. Die Blutentnahme sollte immer morgens in der Früh erfolgen. Für einige Parameter muss die Blutprobe zentrifugiert und tiefgefroren werden. Nach den Empfehlungen der DVO-Leitlinie 2023 gehören die Knochenumbauparameter und eine Vitamin-D-Bestimmung nicht zur Basisdiagnostik einer Osteoporose. Ich kann mich nach jahrzehntelanger klinischer Erfahrung in der Basisversorgung hochbetagter Patientinnen und Patienten, ob mit oder ohne Osteoporose, ausdrücklich nicht den offiziellen Empfehlungen und Interpretationen zur Vitamin-D-Versorgung anschließen. In der Alltagspraxis gibt es kaum einen älteren Patienten, der ohne eine ausreichende Vitamin-D-Substitution einen guten Vitamin-D-Serumspiegel gehabt hätte. Die Vitamin-D-Versorgung und die körpereigene Vitamin-D-Synthese sind besonders im Alter in Deutschland derart desolat, dass die Patienten ohne eine Substitution nicht auskommen!

Sehr häufig ist die folgende Konstellation beim Befund anzutreffen: Minderung der Knochendichte in der DXA-Untersuchung, ausgeprägte Minderung des 25-OH-Vitamin-D, Erhöhung der (knochenspezifischen) alkalischen Phosphatase, niedrig normaler Kalziumspiegel und gegebenenfalls eine Erhöhung des Parathormons, zunehmende Muskelschwäche, Antriebslosigkeit und Ganzkörperschmerz. In diesen Fällen liegt neben der Osteoporose (Knochenentkalkung) eine Osteomalazie (Knochenmineralisationsstörung) vor. Die Osteomalazie ist, wie die Osteoporose auch, eine generalisierte Knochenstoffwechselerkrankung. Sie geht mit einer durch einen Vitamin-D- oder Phosphatmangel ausgelösten Mineralisationsstörung des Knochens einher. Im Kindesalter wird die Krankheit als Rachitis bezeichnet. Insbesondere bei Hochbetagten, die ihre Wohnung kaum noch verlassen, oder bei Heimbewohnern kommt es durch unzureichende Sonnenlichtexposition oder ausbleibende Vitamin-D-Substitution und unzureichende Kalziumversorgung immer wieder zu dieser Kombination der Symptome, die wir als Osteoporomalazie bezeichnen. Typischerweise klagen die Betroffenen über generalisierte Muskel- und Knochenschmerzen, die oft auch als Fibromyalgie, Depression oder Weichteilrheuma fehlgedeutet werden. Die Patienten sind durch eine ausgeprägte Muskelschwäche der stammnahen Muskulatur eingeschränkt und können schlecht oder meist gar nicht ohne Hilfe vom Sitz aufstehen (auffälliger Chair-Rising-Test, s. S. 61 ff). Die Gehstrecke ist limitiert und durch eine Gangunsicherheit (Watschelgang) geprägt. Nicht zuletzt fällt eine psychische Verlangsamung auf, die oft als Depression fehldiagnostiziert wird. Unter einer hoch dosierten Substitution von Vitamin D, ich verwende zur Injektion 100 000 IE i. m. alle 3–6 Wochen, und durch die Gabe von Kalzium bilden sich die Symptome gut zurück. Die Schmerzen verschwinden und die Patienten hellen auf! Das Krankheitsbild der Osteomalazie muss unbedingt vor Einleitung einer spezifischen Therapie der Osteoporose behoben werden, da es sonst zu einer ausgeprägten Mineralisationsstörung des neuen Knochens und zu einem gefährlichen Kalziummangel im Blut mit neurologischen Komplikationen kommen kann.

FALLBEISPIEL *Schmerzen bis zur Verzweiflung – der Fall Frau R. N.*

Frau N. stellte sich am 4. Mai 2023 wegen schwerster Schmerzen 87-jährig erstmalig in meiner Praxis vor. Sie war in ihrem Allgemeinbefinden schwer beeinträchtigt. »So kann ich nicht weiterleben!«, sagte sie verzweifelt. Im März dieses Jahres sei sie wegen der Schmerzen schon in einem Krankenhaus stationär gewesen und mit den Worten entlassen worden, sie solle sich nun an diese Schmerzen gewöhnen, man habe nichts finden können und sie sei schließlich schon alt. Im Entlassungsbrief dieses Krankenhauses steht, dass keine auffälligen Befunde erhoben worden seien. Ich habe daraufhin die Brust- und die Lendenwirbelsäule der Patientin geröntgt und mehrere Wirbelkörperfrakturen diagnostiziert, die die massiven Beschwerden hinlänglich erklärten.

Aufgrund meiner Erfahrung habe ich mir angewöhnt, auf die Vorlage der Originalbefunde zu bestehen. So kam ein paar Tage später der Originalbefund des Radiologen der Klinik, und mir wurden auch die Röntgenbilder der Klinik übermittelt. Der Radiologe hatte die Brüche in der Lendenwirbelsäule sehr wohl diagnostiziert und beschrieben. Die Brustwirbelsäule, wo der schmerzauslösende Wirbelbruch (BWK 8) stattgefunden hatte, war nicht geröntgt worden. Offensichtlich hatte es in der Klinik Kommunikationsprobleme gegeben und die Befunde waren nicht bis zur Station durchgedrungen oder unter den Tisch gefallen. Im Labor fand ich eine starke Entgleisung des Knochenstoffwechsels mit einer massiven Erhöhung der alkalischen Phosphatase. All das war weder ausgewertet noch beachtet worden. Bei Frau N. brachen in den folgenden Wochen noch mehrere Wirbel. Für die Akutversorgung habe ich Frau N. in einer Rückenorthese ruhiggestellt, einen Rollator und Morphium verordnet. Wenige Tage später ging es Frau N. besser und sie war dankbar für die Schmerzlinderung. Als Grunderkrankung stellte sich ein multipel metastasierendes Bronchialkarzinom heraus (Knochen-, Lungen-, Lymphknoten-, Nieren- und muskuläre Metastasen). Die Patientin verstarb wenige Zeit später in einem anderen Krankenhaus.

Immer wieder sehe ich eine Osteoporose im Zusammenhang mit weiteren chronischen Begleitkrankheiten: Häufig sind chronisch entzündliche Erkrankungen wie COPD, Rheuma, Darmkrankheiten, Diabetes, Nahrungsmittelunverträglichkeiten oder neurodegenerative Erkrankungen. Besonders in diesen Fällen lohnt sich beim Ausbleiben einer Verbesserung des Gesundheitszustands und der Knochendichte die Bestimmung des »Bioenergetischen Gesundheitsindex« (BHI). Die Analyse der Aktivität der Kraftwerke in den Körperzellen, der Mitochondrien, dokumentiert deren verbliebene Funktionsfähigkeit. Durch chronische Krankheiten kommt es zur Erschöpfung der mitochondrialen Kapazität. Ohne ausreichende mitochondriale Energiebereitstellung kann es keine Regeneration körpereigener Gewebe geben.

Der klinischen Erstuntersuchung kommt in der Osteoporosediagnostik eine ausschlaggebende Bedeutung zu. Erst der Blick und die Erfahrung des Arztes können den Verdacht auf eine Erkrankung lenken und die weiteren diagnostischen Maßnahmen begründen. Der Goldstandard für die Diagnose der Osteoporose und die abgeleiteten therapeutischen Maßnahmen ist die Knochendichtemessung mittels DXA-Messung bei einem versierten Untersucher, der hohe Qualitätsstandards einhält und durch eine Zertifizierung seine Expertise ausweist. Um der Komplexität des Krankheitsbildes Osteoporose gerecht zu werden und wirklich die für den Einzelfall bestmögliche Behandlung zu finden, sind ergänzende Untersuchungen wie BIA, Mineralstoffanalyse, Laboranalysen, BHI und eine Diagnostik des Darmbioms sinnvoll.

Diagnostik des Lebensumfelds

Auch dieser Aspekt gehört mit zu einer Erstuntersuchung: Wie sehen Ihre Lebensumstände aus? Wie Ihr Alltag? Häufig wird unterschätzt, wie sehr auch das tägliche Leben Auswirkungen auf die Gesundheit hat. Eine Übersäuerung des Organismus durch falsche Ernährung, Stress oder chronische Entzündungen führt zu einem Kalziumverlust über die Nieren und zu einer verminderten Kalziumaufnahme im Darm. Kalium- und magnesiumärmere Nahrungsmittel wie Fleisch und Wurst, aber auch ein zu hoher Konsum an Milch und Milcherzeugnissen, verschiedene Getreidesorten, Zucker, Süßspeisen, Fett und Softdrinks führen zu einer Übersäuerung. Früchte und vor allem grünes Gemüse wirken durch ihren höheren Kaliumgehalt säureausgleichend und haben positive Effekte auf den Knochenmineralhaushalt. Die Säurebelastung des Körpers messen wir regelmäßig mithilfe einfach zu verwendender pH-Wert-Messstreifen, wie Sie sie aus dem Chemieunterricht als Lackmustest kennen. Durch eine Ernährungsumstellung, das Trinken von basischen Kräutertees, den Verzicht auf Zucker und die Einnahme von Basentabletten lässt sich eine Übersäuerung recht gut behandeln.

Therapie – was hilft bei Osteoporose?

Das Ziel jeder therapeutischen Bemühung beim Vorliegen einer Osteoporose ist die Vermeidung von Knochenbrüchen, das heißt, die Frakturprophylaxe. Das betrifft die Vermeidung der Erstfraktur als Primärprophylaxe ebenso wie die Vermeidung von Anschlussfrakturen nach einer bereits eingetretenen Fraktur, die Sekundärprophylaxe. Das Risiko für Anschlussfrakturen ist nach einer bereits eingetretenen Fraktur wesentlich höher als das für die Erstfraktur. Deshalb kommt der Sekundärprophylaxe durch den Einsatz schnell wirksamer, möglichst den Knochen wiederaufbauender Medikamente eine sehr hohe Bedeutung zu.

Zu einer Frakturprophylaxe zählen Änderung des Lebensstils, die Sturzprophylaxe, Ernährung, Bewegung, Überprüfung von Indikation und Dosis der Dauermedikamente sowie der Einsatz spezieller Osteoporosemedikamente. Die vermeidbaren Risikofaktoren sollten abgestellt werden. Neben einer ausreichenden Zufuhr von Kalzium, etwa 1000–1500 mg pro Tag, über die Nahrung in Verbindung mit einer bedarfsgerechten Kalorienzufuhr zur Vermeidung eines Untergewichts und eines beschleunigten Muskelabbaus (Sarkopenie) ist nach allgemeiner Erfahrung die Substitution von 800–1000 IE Vitamin D täglich in Deutschland unerlässlich. Die Nationale Verzehrstudie hat über alle Altersgruppen hinweg eine zu geringe Vitamin-D-Versorgung in Deutschland festgestellt. Zudem sollte eine ausreichende Menge an Protein (1,0–1,2 g/kg Körpergewicht und Tag, etwa 80 g Eiweiß/Tag) aufgenommen werden. Diese Mengen können in Folge eines Knochenbruchs auch deutlich darüber liegen.

Konventionelle Therapieansätze

Der Bewegungsmangel stellt die größte gesundheitliche Herausforderung in den Industrieländern des 21. Jahrhunderts dar. Viele der uns bekannten und die Gesundheitssysteme der Länder überfordernden Zivilisationskrankheiten sind lediglich Folgen des Bewegungsmangels. Eine regelmäßige körperliche Aktivität mit zwei bis drei Trainingseinheiten pro Woche hat zum Ziel, diese Zivilisationskrankheiten zu vermeiden und die Muskelkraft und Koordination zu stärken, um bei Osteoporose Stürze zu verhindern. Es gibt eine ganze Reihe von Übungen, die sich für die tägliche Anwendung zu Hause eignen (s. auch die App BoneFit). Im Kapitel »Das Bewegungsprogramm« (ab S. 165) gebe ich Ihnen einige Beispiele, wie Sie ohne großen Aufwand zu Hause ein kleines tägliches Übungsprogramm etablieren können.

Mit dem folgenden QR-Code können Sie sich die App herunterladen und trainieren:

Therapie der Ruhigstellung

Die Versorgung von Knochenbrüchen durch eine Ruhigstellung, die Immobilisation, ist eine seit Menschengedenken praktizierte – und daher konventionelle – Methode. Die äußere Schienung eines Knochenbruchs sorgt für eine rasche Schmerzlinderung. Der Tendenz der Wirbelsäule zur Rundrückenbildung, dem sogenannten Witwenbuckel, wirkt eine Rückenorthese durch ihr aufrichtendes Moment entgegen. Es erhöht sich die Vitalkapazität der Lunge und damit die Energieversorgung und Lebensqualität des Patienten. So kann der Patient frühzeitiger mobilisiert werden. Je kürzer eine Immobilisationsphase nach einem Knochenbruch dauert, umso schneller gelingt die Rehabilitation. Voraussetzung ist, dass die

Extra: Nutzen und Risiken einer Kyphoplastie

In Krankenhäusern wird Osteoporosepatienten mit akuter Wirbelkörperfraktur immer wieder die Zementeinspritzung in den gebrochenen Wirbel in Form der Ballonkyphoplastie, Vertebroplastie oder Zementaugmentation empfohlen. Dabei wird im gebrochenen Wirbel ein kleiner Ballon aufgeblasen, der über Kanülen vom Rücken aus in den Wirbel eingebracht wurde. Der entstehende Hohlraum wird danach mit Knochenzement aufgefüllt (Augmentation). Man erhofft sich so eine Aufrichtung des eingebrochenen Wirbelkörpers (Kyphoplastie) und damit eine Verbesserung der Rumpfstatik sowie eine Schmerzlinderung

Der Effekt der Schmerzlinderung wurde durch Studien belegt. Allerdings liegt die Indikation erst nach einer nicht ausreichenden konservativen Schmcrztherapie von etwa sechs Wochen und einem Schmerzgrad von > 5 (10) vor, also gerade nicht in der Akutphase. Langzeitergebnisse zum Nutzen-Risiko-Verhältnis der Kyphoplastie liegen nicht vor. Als Komplikationen werden in Studien fortbestehende Schmerzen, Lungenembolien und unkontrollierter Zementaustritt beschrieben. Ich überblicke einige Patienten, die nach der Operation starke Beschwerden durch Komplikationen, unter anderem durch Reizung eines Zwischenrippennervs oder des Rückenmarks durch den Zement, entwickelten. In meiner nun 30-jährigen Erfahrung in der Osteoporosebehandlung waren die Fälle, die sich einer Kyphoplastie unterziehen mussten, an zwei Händen abzählbar. Das Kosten-Nutzen-Risiko-Verhältnis für diesen Eingriff ist nach meiner persönlichen Erfahrung nicht als positiv einzustufen und muss eine Einzelfallentscheidung bleiben. Holen Sie sich am besten – wenn Sie vor dieser Entscheidung stehen sollten – immer eine zweite Meinung bei einem unbeteiligten Arzt darüber ein.

Über die Veränderungen in der Biomechanik der Wirbelsäule durch die Einspritzung des harten Zements in ein durchweg weiches und poröses Umgebungsgewebe und die damit verbundene Gefahr von Folgefrakturen der Nachbarwirbel gibt es leider keine ausreichend guten und prospektiven Daten. Es ist allerdings immer wieder zu beobachten, dass, wie in unserem Fallbeispiel, die Patienten aufgrund von Anschlussfrakturen in benachbarten Wirbelkörpern mehrfach eine Kyphoplastie erhalten. Wenn dann dabei noch nicht einmal eine weitere diagnostische Abklärung oder eine spezifische Osteoporosetherapie erfolgen, muss man von einem Systemversagen sprechen.

FALL-BEISPIEL *Leaky-Gut-Syndrom nach vorheriger Kyphoplastie – der Fall Frau I. I.*

Eine damals 75-jährige Patientin stellte sich im Dezember 2015 als akuter Notfall mit heftigen Rückenschmerzen in der Praxis vor. Im Röntgenbild zeigten sich bisher unbekannte Frakturen des ersten und zweiten Lendenwirbelkörpers. Wegen vorbestehender Wirbelkörperfrakturen war die Patientin bereits mehrfach 2000/2013/2015 mit einer Kyphoplastie versorgt worden. Sie erhielt aber erst seit 2013, 13 Jahre nach den ersten beiden Wirbelkörperfrakturen, eine spezifische Osteoporosetherapie! Wir versorgten die Patientin akut mit einer Rumpforthese und starken Schmerzmedikamenten. Der Vitamin-D-Spiegel lag mit 21 µg/l im suboptimalen Bereich. Das hochsensitive c-reaktive-Protein (hsCRP) war mit 4,52 deutlich erhöht. Da zusätzlich die Werte für Lipopolysaccharid (LPS) und Kynurenin im Serum erhöht und LPS-Antikörper im Blut nachweisbar waren, konnten wir von einer silent inflammation auf der Grundlage eines Leaky-Gut-Syndroms ausgehen. Das Auftreten von LPS im Blutkreislauf ist Ausdruck eines vermehrten Übertritts bakterieller Toxine aus der Darmschleimhaut in den Blutkreislauf. Die fortdauernde Belastung des Organismus mit bakteriellen Toxinen im Rahmen eines Leaky-Gut-Syndroms hatte bei unserer Patientin zu einer chronischen Entzündung und einer vermehrten Ausschüttung proinflammatorischer Zytokine geführt, die sekundär eine Osteoporose zur Folge haben kann. Mit einem T-Score von –4,0 wies die DXA-Messung ein sehr hohes Frakturrisiko aus. Ich wollte die Patientin von der laufenden antiresorptiven Therapie auf eine osteoanabole Therapie umstellen. Da es jedoch unter der Ruhigstellung, der hoch dosierten Schmerztherapie, einer Vitamin-D-Substitution, Darmsanierung, entzündungshemmender Therapie durch Infusionen in Kombination mit einer invasiven Low-Level-Lasertherapie und der Physiotherapie zu einer guten Schmerzreduktion kam, wollte die Patientin die laufende Therapie mit der halbjährlichen Spritze nicht zugunsten einer täglichen Injektion ändern, sodass wir die Therapie auf Wunsch beibehielten. Innerhalb kurzer Zeit hatten wir das Vitamin D auf 43,8 µg/l normalisiert, weitere Blutwerte verbessert und die Lipopolysaccharidlast halbiert. Bis heute ist es bei dieser Patientin zu keiner neuen Fraktur gekommen.

Orthese vom Patienten akzeptiert und regelmäßig getragen wird. Deswegen muss bei der Verordnung von Heil- und Hilfsmitteln größter Wert auf eine leichte Handhabbarkeit durch den Patienten selbst oder für das Pflegepersonal, den Tragekomfort und die Alltagstauglichkeit gelegt werden. Das gelingt am besten in vertrauensvoller Zusammenarbeit von Versorger, Patient und Angehörigen und behandelndem Arzt.

Basisversorgung sicherstellen

Achten Sie in der Basisversorgung als Osteoporosepatient auf eine ausreichend hohe Kalziumzufuhr über die Nahrung. Für die Aufnahme des Nahrungskalziums ist ein optimaler Vitamin-D-Spiegel erforderlich. Der adäquate Reiz für den Knochen ist und bleibt ausreichende Bewegung und tägliche körperliche Belastung. Ein belastungsadaptiertes Krafttraining ist bis in das höchste Lebensalter möglich. Studien haben erwiesen, dass jeder Knochen von der Aufnahme eines Krafttrainings profitiert, ganz egal, in welchem Alter mit dem Training begonnen wird. »Turne bis zur Urne!« – das ist unser Motto!

Nutzen Sie die das Buch ergänzende App BoneFit, um Ihr tägliches Training zu strukturieren und Ihre persönlichen Erfolge zu registrieren.

Therapieansatz bei Kindern und Jugendlichen

Zur Therapie der Osteoporose im Kindes- und Jugendalter kommen neben der Basisversorgung die injizierbaren Bisphosphonate (Pamidronat, Zoledronat, Neridronat) sowie der monoklonale RANKL-Hemmer Denosumab zur Anwendung. Die Basisversorgung erfolgt wie im Erwachsenenalter auch mit Vitamin-D- und

Kalziumsubstitution. Milchprodukte sind besonders im Kindesalter die Hauptlieferanten für Kalzium. Ist die Kalziumversorgung ausreichend, ist eine Substitution nicht nötig. Eine Kalziumzufuhr von weniger als 260 mg/Tag im ersten Lebensjahr oder 300 mg/Tag ab dem zweiten Lebensjahr führt zu einer Mangelsituation und möglicherweise zu einer Knochenmineralisationsstörung. Neben der ausreichenden Kalziumaufnahme ist eine adäquate Versorgung mit Vitamin D, Magnesium, Zink, Phosphat und Proteinen erforderlich. Bei Mangelernährung oder Resorptionsstörungen muss die Indikation zur Substitutionsbehandlung geprüft werden.

Wie bei Erwachsenen auch ist eine ausreichende mechanische Beanspruchung des Skeletts durch sportliche Aktivität gerade im Wachstum entscheidend. Mobile Kinder sollten täglich eine Stunde mit sportlichen Aktivitäten beschäftigt werden. Eine der grundlegendsten Forderungen der Orthopäden ist seit 100 Jahren: eine Stunde Schulsport täglich! Und nach Möglichkeit 250 ml Schulmilch täglich dazu!

Bei schwer körperbehinderten Kindern muss die körperliche Aktivität unter fachlicher Anleitung und Hilfe durch Physiotherapeuten, Erzieher, Betreuer und Eltern erfolgen. Für die notwendige Gewichtsbelastung stehen das Stehbrett, Rollatoren, Gehfrei oder auch Vibrationsplatten zur Verfügung. An eine stationäre Rehabilitationsmaßnahme sollte frühzeitig gedacht werden.

Spezifisch-medikamentöse Therapie

Mit der neuen Osteoporose-Leitlinie 2023 wird die Fixierung auf den T-Score als Therapieschwellenkriterium verlassen. Beim Vorliegen einer Osteoporose, einem sehr hohen individuellen absoluten Frakturrisiko, kann nun unabhängig vom T-Score der Knochendichtemessung eine medikamentöse Therapie eingeleitet werden. So sind akute Wirbelkörperfrakturen 2. und 3. Grades mit einem solch hohen Risiko für Folgefrakturen behaftet, dass eine spezifische Therapie auch ohne eine Knochendichtemessung begonnen werden sollte. Auch die eigene akute Schenkelhalsfraktur sollte nach chirurgischer Versorgung und diagnostischer Abklärung unabhängig von einem Knochendichteergebnis unmittelbar einer spezifischen Osteoporosetherapie zugeführt werden. Mit der Leitlinien-Revision von 2023 werden die neuen Therapieschwellen ausgehend von einem 3-Jahres-Frakturrisiko von 3- bis 5-prozentigen, 5- bis 10-prozentigen und größer als 10 Prozent eingeführt:

Bei einem 3-Jahres-Frakturrisiko von 3 bis 5 Prozent für Wirbelkörper- und Schenkelhalsfrakturen sollte eine spezifische medikamentöse Therapie eingeleitet werden, wenn weitere starke und unbeeinflussbare Risikofaktoren das Frakturrisiko zusätzlich erhöhen. Bei einem 3-Jahres-Frakturrisiko von 5 bis 10 Prozent wird generell eine medikamentöse Therapie empfohlen. Ab einem 3-Jahres-Frakturrisiko von über 10 Prozent sollte primär eine knochenaufbauende (osteoanabole) Behandlung mit den derzeit zugelassenen Präparaten Romosozumab oder Teriparatid erfolgen. In diesem Fall gilt – osteoanabol first – nach der aktuellen Studienlage als die erfolgversprechendste Therapieoption bei Einhaltung der entsprechenden Zulassungskriterien und Kontraindikationen.

Das Prinzip der »osteoanabol first«

Wenn es bereits zu einem Wirbelkörper-, Schenkelhals- oder Handgelenkbruch im Verlauf des letzten Jahres gekommen ist und eine sehr schlechte Knochendichte vorliegt (sehr hohes Frakturrisiko), sollte die Erstbehandlung der Osteoporose mit einem knochenaufbauenden Medikament bevorzugt werden (»osteoanabol first«). Im Anschluss daran ist zwingend eine den Knochenabbau hemmende Behandlung notwendig. Die Behandlung einer schweren Osteoporose ist nur unter Berücksichtigung aller individuellen Risikofaktoren und unter aktiver Mitwirkung der Betroffenen erfolgversprechend.

Neben der Basisversorgung mit Kalzium und Vitamin D gibt es heute eine Reihe spezifisch auf den Knochenstoffwechsel wirkender Medikamente, die als Tablette, als Injektion oder als Infusion verabreicht werden können. Wir sind heute in der glücklichen Lage, in Abhängigkeit von den Ergebnissen der vorangestellten ausführlichen Diagnostik, der bestehenden Risikofaktoren und der aktuellen Laborbefunde, eine sehr individuelle, auf die Krankheitsursachen und das Krankheitsstadium abgestimmte Therapie ganz im Sinne einer Individualmedizin anbieten zu können. Da nicht alle Medikamente das gleiche Wirkprofil aufweisen und artspezifische Vor- und Nachteile haben, gehen die Spezialisten heute mehr und mehr zu einer abgestimmten Sequenztherapie über. Dabei werden die Medikamente in bestimmter Reihenfolge (einer Sequenz) eingesetzt. Es ist wichtig, die richtige Reihenfolge zu beachten, um die erwünschten Effekte zu erzielen. Das kann nur bei einer Therapie unter der Kontrolle von Spezialisten gewährleistet werden.

Antiresorptive Therapie

Wenn Ihr individuelles Frakturrisiko so hoch ist, dass eine Basistherapie mit Bewegung, Calzium und Vitamin D als nicht mehr ausreichend erachtet wird, kommen spezifische Medikamente zum Einsatz, die den Knochenstoffwechsel nachhaltig beeinflussen. Heute sollte der Einsatz dieser Medikamente nach einem zu Beginn der Behandlung gemeinsam festgelegten, individuellen Therapieplan erfolgen. Eine der wichtigsten Substanzklassen ist die der Antiresorptiva. Diese Mittel bremsen den Knochenabbau, sodass es zu einem relativen Überwiegen des Knochenaufbaus und damit über einen längeren Zeitraum zu einem Zuwachs an Knochenmasse kommt.

SERMs. Die **S**elektiven **E**strogen **R**ezeptor **M**odulatoren sind Hormonderivate zur spezifischen Osteoporosetherapie, die durch Bindung an den Östrogenrezeptor die Aktivität der knochenabbauenden Zellen (Osteoklasten) hemmen. Durch die Besetzung des eigentlich für die Östrogene bestimmten Rezeptors imitieren SERMs die Anwesenheit von Östrogenen, ohne selbst Hormonwirkungen zu haben. Diese Substanzgruppe, zugelassen seit 1998, ist aufgrund des Wirkprinzips besonders für jüngere Frauen mit einer milderen Form der postmenopausalen Osteoporose und nur mäßig erhöhtem Frakturrisiko geeignet. Der Anstieg der Knochendichte unter den SERMs, Hauptwirkstoff ist das Raloxifen, ist moderat und beträgt etwa 1,5 %/Jahr. Allerdings darf bei einem geplanten Einsatz dieser Medikamente kein erhöhtes Risiko für Herz-Kreislauf-Krankheiten wie z. B. Thrombosen oder Schlaganfall vorliegen. Ein weiteres Medikament aus der Gruppe der SERMs ist das im Rahmen der Therapie des rezeptorpositiven Mammakarzinoms verwendete Tamoxifen. Das erklärt auch seinen positiven Effekt auf den Knochenstoffwechsel und die Knochendichte im Gegensatz zu den häufig zum Einsatz kommenden Aromatasehemmern. SERMs zeigen am Brustdrüsengewebe eine östrogen-antagonistische Wirkung, was in einer Senkung des Brustkrebsrisikos bei so behandelten Osteoporosepatientinnen zum Ausdruck kommt.

Östrogene/Hormonersatztherapie (HRT). Östrogene haben sowohl bei der Frau als auch beim Mann einen entscheidenden Einfluss auf die Regulation des Knochenstoffwechsels. Durch die Menopause und den relativen Abfall des Östrogenspiegels kommt es im weiblichen Knochen zu einem erhöhten Knochenumsatz, der häufig mit einem Verlust an Knochenmasse einhergeht. Was liegt also näher, als den Östrogenmangel durch eine externe Zufuhr (Substitution) auszugleichen? Externe Östrogene können in der frühen Menopause tatsächlich die Knochenresorption hemmen und den Knochenverlust vermindern. Auch der frakturverhütende Effekt ist durch große internationale Studien gut belegt. In der Million-Frauen-Studie wurde eine Verminderung der Frakturrate um 25 % bei transdermaler Estradiolanwendung belegt. Eine Östrogen-Gestagen-Kombination reduzierte die Häufigkeit von Frakturen um 35 % für Wirbelkörper- und 33 % für

Hüftfrakturen bei einer Therapiedauer von gut fünf Jahren. Darüber hinaus haben Östrogene auf den weiblichen Organismus weitere positive Effekte.

Durch die kontinuierliche Gabe einer Kombination aus Östrogen und Gestagen kann bei Frauen, die ihre Gebärmutter noch haben, die Menstruation verhindert werden. Allerdings verbleibt in diesen Fällen ein gewisses Restrisiko für ein endometriales Karzinom. Bei Frauen nach Totaloperation (Hysterektomie) ist der Gestagen-Zusatz nicht erforderlich. Ein erhöhtes Brustkrebsrisiko ist in Studien für die Östrogengabe nie nachgewiesen worden und kann durch regelmäßige Vorsorgeuntersuchungen minimiert werden. Dabei muss auch berücksichtigt werden, dass Östrogene neben anderen positiven Wirkungen auf die emotionale Stimmung, den Wärmehaushalt, die Haut- und Haarqualität auch noch eine Schutzwirkung vor Herz-Kreislauf-Krankheiten bieten.

In mehreren Studien konnte gezeigt werden, dass die transdermale Anwendung als Gel, Pflaster oder subkutanes Implantat zu einem Anstieg der Knochendichte um 3,4 % nach einem Jahr und um 3,7 % nach zweijähriger Behandlungsdauer führt. Die Schutzwirkung der Östrogene auf den Knochen verschwindet, sobald die Therapie beendet wird. Deshalb sollte man die Östrogene in einer frühen Phase der milden Osteoporose etwa ab dem 55. Lebensjahr bis etwa zum 65. Lebensjahr einsetzen und dann bei entsprechender Indikation durch den Einsatz der Bisphosphonate ablösen. Nach der Leitlinie sollen Östrogene nur bei Vorliegen von Kontraindikationen für andere Osteoporosemedikamente angewandt werden.

Bisphosphonate. Die mit Abstand am häufigsten bei Osteoporose angewendete Substanzgruppe sind die Bisphosphonate BP. Präparate sind das Alendronat, Risedronat, Ibandronat, Zoledronat, Pamidronat und Neridronat. Sie greifen direkt an den knochenabbauenden Zellen, den Osteoklasten, an und führen letztendlich zum frühzeitigen Absterben dieser Zelle. Dadurch wird der Knochenabbau gebremst. Das bezeichnen wir als antiresorptive Therapie. So kommt es über längere Zeit zum relativen Überwiegen des Knochenaufbaus. Die Knochendichte steigt zu Beginn der Therapie recht gut an. Der Anstieg flacht nach einer Zeit von etwa vier Jahren deutlich ab und kann auch ein Plateau ohne weiteren Anstieg bilden. Dennoch bleibt der Frakturschutz erhalten. Langzeiteffekte sind für eine Behandlungsdauer von 7–10 Jahren nachgewiesen. Danach sollte ein Therapiewechsel oder eine Therapiepause (drug holiday) erfolgen. Bisphosphonate sind in aller Regel gut verträglich. Gelegentlich kommt es zu Allergien. Bei Unverträglichkeiten im Magen-Darm-Kanal kann man auf ein magensaftresistentes oder ein zu spritzendes oder zu infundierendes Mittel ausweichen. Die gleichzeitige Einnahme mit Kalziumpräparaten oder Magensäureblockern, den Protonenpumpenhemmern (Pantoprazol, Omeprazol) muss vermieden werden. Der Wirkungseintritt der BP ist zeitlich leicht verzögert, sodass bei einer sehr schweren manifesten Osteoporose mit frischen Knochenbrüchen und stark erhöhtem Frakturrisiko (imminentes Frakturrisiko) die Wahl eher auf die Substanzgruppe der knochenaufbauenden Medikamente, der Osteoanabolika, fallen sollte. Diese Therapieform bezeichnet man als »osteoanabol first«. Aufgrund der Wirkungsweise der BP sollte beim Vorliegen einer akuten Schenkelhalsfraktur der Einsatz anderer Präparate bevorzugt werden.

Bisphosphonate reduzieren wirksam die Frakturrate. Für Wirbelkörperfrakturen kann eine 70 %ige, für andere Frakturlokalisationen eine 40 %ige Reduktion erzielt werden. Durch Studien sind diese Daten für eine Anwendungsdauer von bis zu zehn Jahren belegt. Darüber hinausgehende Zulassungsstudien gibt es nicht. Da es bei einer zu langen Anwendung von Bisphosphonaten zu atypischen Oberschenkelbrüchen kommen kann, sollte die Therapiedauer zehn Jahre nicht überschreiten. Heute geht man vermehrt zu einer Sequenztherapie über. Sinn einer solch abwechselnden Anwendung verschiedener Substanzklassen ist die Optimierung des Nutzens unter Vermeidung oder Reduktion der möglichen Nebenwirkungen. Dabei ist die Abfolge der verschiedenen Medikamente das entscheidende Kriterium für den frakturvermeidenden Erfolg. Die Bisphosphonate verweilen über Jahre am Knochen, sodass sie sich für eine Behandlungspause bei guter Besserung der Befunde eignen. Bei Komplikationen am Kieferknochen (Kiefernekrose, s. S. 117) kann die lange Verweildauer allerdings von Nachteil sein. Bei Patienten mit einer schweren Niereninsuffizienz oder einer Vorerkrankung von Magen oder Speiseröhre muss der Einsatz der BP kritisch geprüft werden.

Bisphosphonate sind allgemein recht gut verträglich, wenn die Einnahmevorschriften eingehalten werden. Bei 2–10 % der Patienten treten Magen-Darm-Beschwerden wie Übelkeit, Bauchschmerzen, Erbrechen, Reizdarmbeschwerden, Durchfall und vor allem saures Aufstoßen auf. Die selten berichteten Entzündungen der unteren Speiseröhre und des Magens können bei Einsatz der magensaftresistenten Bisphosphonate oder von Injektionen vermieden werden. Bei der intravenösen Bisphosphonattherapie kann es in den ersten 24 Stunden nach der Gabe zu einer Temperaturerhöhung, Gliederschmerzen, Muskelschmerzen oder Knochenschmerzen kommen. Diese grippeähnlichen Beschwerden können unangenehm sein, verschwinden aber in aller Regel sehr schnell. Es wurden auch Herzrhythmusstörungen beobachtet. Die Bisphosphonate können zu einer Beeinträchtigung der Nierenfunktion führen. Vor dem Einsatz dieser Medikamente sollte deshalb die Nierenfunktion abgeklärt sein. Bei einer deutlichen Einschränkung der Nierenfunktion, wie sie im höheren Alter leider sehr häufig auftritt, ist der Einsatz der Bisphosphonate kontraindiziert.

Denosumab. Mit dem antiresorptiven Medikament Denosumab wird ein Botenstoff der Knochenzellen (RANKL) gezielt blockiert. Die Hemmung dieses Botenstoffs reduziert die Aktivität und die Überlebensrate der knochenabbauenden Zellen (Osteoklasten). Es wird also weniger Knochen abgebaut. Damit überwiegt auf Dauer der Knochenaufbau. Das Medikament wird alle sechs Monate als schmerzlose Injektion verabreicht. Dabei sollte der behandelnde Arzt den Kalziumspiegel im Blut kontrollieren, da es durch die Injektion zu einem starken Kalziumeinstrom in den Knochen kommt, der zu einem Absinken des Kalziumspiegels im Blut führen könnte. Das Medikament ist sehr gut verträglich, sehr wirksam und zuverlässig. Bedingung ist, dass die Therapie regelmäßig alle sechs Monate erfolgt. Bleibt eine Wiederholungsinjektion aus, reagiert der Knochen prompt mit einer kompensatorisch überschießenden Reaktion, und es kommt zu einer massiven Verschlechterung der Knochendichte, die gelegentlich auf ein schlechteres Niveau als vor Behandlungsbeginn sinken kann. Das wird als Rebound-Phänomen bezeichnet und ist sehr gefürchtet. Oft treten dabei neue Wirbelkörperbrüche auf. Das muss unbedingt verhindert werden! Sollte – aus welchem Grund auch immer – die Therapie mit Denosumab abgebrochen werden müssen, so ist eine Anschlusstherapie mit einem Bisphosphonat erforderlich, die den Knochen »versiegelt«, um den beschleunigten Knochenabbau zu verhindern.

Osteoanabole Therapie

Im Gegensatz zu der Therapieform, die den Knochenabbau hemmt, der antiresorptiven Therapie, gibt es eine Therapieform, die neuen Knochen schafft. Das wird als osteoanabole Therapie bezeichnet.

Teriparatid. Teriparatid ist ein pharmakologischer Abkömmling des körpereigenen Hormons der Nebenschilddrüse. Das Hormon reguliert im Körper den Kalzium- und Phosphathaushalt. Es erhielt die Zulassung zur Behandlung der Osteoporose im Jahr 2003. Teriparatid stimuliert den Knochenumbau bei Patientinnen und Patienten mit schwerer manifester Osteoporose. Als schwere manifeste Osteoporose wird ein Krankheitsstadium mit mindestens zwei neuen Wirbelkörperfrakturen in den letzten 18 Monaten bezeichnet. Auch bei Kontraindikationen oder Unverträglichkeiten gegen Bisphosphonate kann Teriparatid eingesetzt werden.

Für Männer besteht die Zulassung von Teriparatid nach Versagen einer Behandlung mit Bisphosphonaten, wenn neue Knochenbrüche aufgetreten sind. Bei einer Osteoporose, die durch den Dauereinsatz von Glucocorticoiden wie Cortison oder Prednisolon verursacht wurde, kann bei stark erhöhtem Frakturrisiko Teriparatid als Ersttherapie eingesetzt werden.

Die Therapiedauer beträgt einmalig im Leben längstens 24 Monate. Das Medikament wird ähnlich wie Insulin täglich durch die Patientin oder den Patienten selbst injiziert. Nach Injektion kommt es zur Zunahme des Knochenvolumens über eine rasche Zunahme der Zahl und der Aktivität der knochenaufbauenden Zellen (Osteoblasten). Die osteoanabole Therapie führt zu neuem Knochen und zu einer verbesserten Knochen-Mikroarchitektur. Damit kommt es zu einer Zunahme der Knochenfestigkeit und verminderter Knochenbruchgefahr. Der Zuwachs an Knochendichte kann an der Wirbelsäule ca. 9,7 % betragen. Die Frakturrate für Wirbelbrüche wird um 68 % gesenkt, für andere Frakturlokalisationen um 53 %! Mit seiner knochenaufbauenden Wirkung war Teriparatid ein wirklicher Gewinn unter den Therapiemöglichkeiten. Wie beim Denosumab beschrieben, ist auch bei Teriparatid im Anschluss zwingend eine antiresorptive Therapie einzuleiten. Jedoch müssen bei diesem wirksamen Medikament auch die Nebenwirkungen und Kontraindikationen beachtet werden. In der Schwangerschaft oder Stillzeit darf das Mittel nicht angewandt werden. Bei Patienten mit Niereninsuffizienz ist Vorsicht geboten. Wenn in der Anamnese ein Tumorleiden vorliegt, darf Teriparatid nicht eingesetzt werden.

Romosozumab. Ein weiteres Medikament, das den Knochenaufbau zuverlässig anregt und gleichzeitig den Knochenabbau bremst, ist das seit Dezember 2019 in Deutschland bisher leider nur für postmenopausale Frauen zugelassene Präparat Romosozumab. Mit seinem dualen Therapieansatz ist Romosozumab dabei, die Osteoporosetherapie zu revolutionieren. Allerdings ist sein Einsatz zurzeit nur unter strenger Indikationsstellung möglich und sinnvoll und zudem noch sehr teuer.

Im Jahr 2001 wurde ein Gendefekt entdeckt, der zu einer abnormen Knochenbildung führt (Van-Buchem-Krankheit (Hyperostosis corticalis generalisata)). Die dabei gewonnenen Erkenntnisse wurden zur Entwicklung eines neuartigen osteoanabolen Medikamentes genutzt. Dieses Mittel hemmt einen Botenstoff im Knochen (Sclerostin), der die Interaktion zwischen knochenabbauenden und knochenaufbauenden Zellen reguliert. Normalerweise zügelt dieser Botenstoff die knochenaufbauenden Zellen in ihrer Aktivität, damit nicht zu viel und zu schnell neuer Knochen gebildet wird. Das ist wichtig, um dem Knochen genügend Zeit zur Mineralisation und damit zur Festigkeit zu geben. Indem dieser zügelnde Einfluss blockiert wird, kommt es zu einer überschießenden Knochenneubildung. Dafür ist es wichtig, dass dem Organismus ausreichend Kalzium, Vitamin D und Proteine zur Verfügung gestellt werden, um eine Mineralisationsstörung zu vermeiden. Eine Osteomalazie muss selbstverständlich vor Therapiebeginn ausgeglichen worden sein. Gleichzeitig wird durch Romosozumab auch der Botenstoff RANKL, den Sie bei dem Medikament Denosumab kennengelernt haben, blockiert, sodass das Medikament Romosozumab sowohl osteoanabole als auch antiresorptive Eigenschaften aufweist. Es hat einen dualen Wirkmechanismus. Das erklärt seine überragende und rasche Wirkung auf den Knochenstoffwechsel mit einem schnellen Anstieg sowohl des trabekulären (Wirbelkörper) als auch des kortikalen (Röhrenknochen) Knochens. Romosozumab wird ein Jahr lang einmal monatlich injiziert. Auch hier ist im Anschluss zwingend eine antiresorptive Behandlung erforderlich, um den Behandlungserfolg zu stabilisieren. Der Vorteil gegenüber dem anderen osteoanabolen Präparat Teriparatid ist, dass die Behandlung mit dem hochwirksamen Romosozumab bei Bedarf wiederholt werden kann. Die Zulassungsstudien für Romosozumab dokumentieren eine Reduktion des Risikos für neue Wirbelkörperbrüche um 75 % und eine Steigerung der Knochendichte um

13 % innerhalb eines Jahres! Als Nebenwirkungen können leichte grippale Infekte, Hautreaktionen an der Einstichstelle, leichtere Muskel- und Knochenschmerzen oder Ödeme auftreten. Bei einem erhöhten Risiko für schwere Herz-Kreislauf-Krankheiten in der Anamnese wie Schlaganfall, schwerer Bluthochdruck, Fettstoffwechselstörung wie eine Hyperlipidämie, Diabetes mellitus oder ein stattgehabter Herzinfarkt sollte Romosozumab nicht angewendet werden. Wie bei allen Osteoporosetherapien sollte die Behandlung durch regelmäßige Laborkontrollen überprüft werden.

FALL-BEISPIEL *Osteoanabol first – der Fall Frau G. H.*

An diesen beeindruckenden Fall einer Patientin mit einer akuten Wirbelkörperfraktur wird sich mein Team für immer erinnern. Frau G. kam 69-jährig als Notfall in unsere Vormittagssprechstunde. Schmerzgeplagt, von ihrem Mann mehr getragen als gestützt, betrat Frau G. das Wartezimmer. Sie hatte beim Staubsaugen einen plötzlich einschießenden Rückenschmerz in Höhe der Schulterblätter verspürt, der ihr den Atem raubte. Sie getraute sich nicht, sich zu bewegen oder Luft zu holen. Dabei schien sie ein Schatten ihrer selbst zu sein. Grau und aschfahl, nahezu durchscheinend. Bei einer Körpergröße von 173 cm wog Frau G. nur 40 kg! Ihr besorgter und sehr führsorglicher Ehemann erzählte, dass er sich schon seit einiger Zeit die allergrößten Sorgen über das Essverhalten seiner Frau mache. Sie verspüre seit Langem keinen Appetit mehr. Von anderen Ärzten und Kliniken sei schon viel unternommen worden, aber es lasse sich keine Ursache finden.

Bei der klinischen Untersuchung stellte ich neben der Abmagerung und Austrocknung einen starken Klopfschmerz der Wirbelsäule in Höhe des sechsten Brustwirbels fest. Wie sich beim Röntgen zeigte, war der Wirbelkörper durch das Bücken über den Staubsauger gebrochen. In der weiteren Unterhaltung offenbarte sich, dass Frau G. täglich 550 mg Kalzium weniger mit der Nahrung aufnahm als die empfohlene Mindestmenge von 1000 mg. Sie gab auch an, dass ihre Mutter einen Oberschenkelhalsbruch erlitten hatte. Leider war Frau G. zu diesem Zeitpunkt eine starke Raucherin. Die Analyse des Sturzrisikos durch standardisierte Tests zeigte auffällige Werte, die für das Vorliegen eines ausgeprägten Muskelschwunds, einer Sarkopenie, und eine daraus resultierende Muskelschwäche sprachen. Das war bei dem Ernährungszustand keine Überraschung. In den Laborergebnissen offenbarte sich ein Vitamin-D-Mangel mit kompensatorischer Veränderung weiterer Werte und ein Eiweißmangel.

So kamen bei Frau G. leider einige sich gegenseitig verstärkende Risikofaktoren für eine schwere Osteoporose zusammen: eigener akuter Wirbelbruch, Nikotinkonsum, Magersucht, Muskelschwäche, erhöhtes Sturzrisiko, Schenkelhalsbruch in der Familie und eine schwere Knochenmineralisationsstörung (Osteomalazie) aufgrund eines chronischen Kalzium- und Vitamin-D-Mangels. Die Knochendichtemessung ergab mit einem T-Score von –5,4 SD hochpathologische Werte. Ganz wichtig bei einem solchen Befund ist die Vermessung der Wirbelkörperhöhen in der Seitenansicht (LVA), da nur auf diesem Weg weitere, bisher unbekannte Wirbelkörperbrüche gefunden werden können. Nach der Untersuchung stand fest, dass wir es hier mit einem sehr schweren Fall einer Osteoporose zu tun hatten und es gezielter, interdisziplinärer und komplexer Maßnahmen bedurfte, um das Risiko für Folgefrakturen schnellstmöglich zu reduzieren.

Glücklicherweise hatte gerade zu diesem Zeitpunkt ein neues Medikament zur Behandlung der Osteoporose die Zulassung der Europäischen Arzneimittelbehörde erhalten. Es handelte sich dabei um Romosozumab, eines der beiden zugelassenen Medikamente zum Knochenaufbau, der osteoanabolen Therapie. Bei einem sehr hohen Knochenbruchrisiko (imminentes Risiko), wie es bei unserer Patientin zu diesem Zeitpunkt vorlag, ist es entscheidend, so schnell als möglich neuen Knochen aufzubauen, um eine Struktur- und damit eine Funktionsverbesserung zu

Ambulantes Osteologisches Schwerpunktzentrum DVO

Praxis Orthopädie XXXXXXX Dr. med. T. König, 34414 Warburg * Hauptstrasse 8 * Tel.: 05641-3535
Telefon: www.orthopaedie-warburg.de

Patient:				**Überweisender Arzt:**	D XXXXXXXXX
Geburtsdatum:	XXXXXXXX	**Alter:**	69,6 Jahre	**Patientenkennung:**	27116 XXXXXXXXX
Größe:	171,0 cm	**Gewicht:**	40,3 kg	**Gemessen:**	31.07.2020 09:25:34 (16 [SP 1])
Geschl.:	Weiblich	**Ethnische:**	Weiß	**Analysiert:**	31.07.2020 09:30:23 (16 [SP 1])

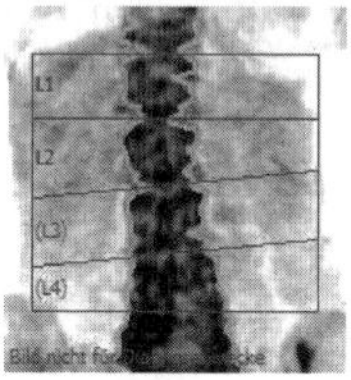

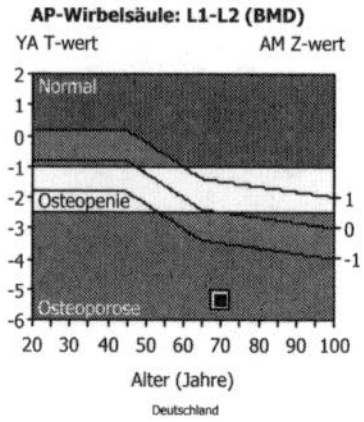

Trend: L1-L2				
Gemessenes Datum	**Gemessenes Alter**	**BMD (g/cm²)**	**Ändern gegenüber Vorherige (g/cm²)**	**Ändern gegenüber Vorherige (%)**
31.07.2020	69,6	0,521	-	-

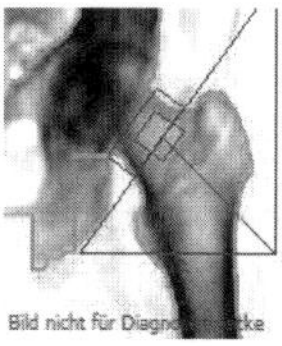

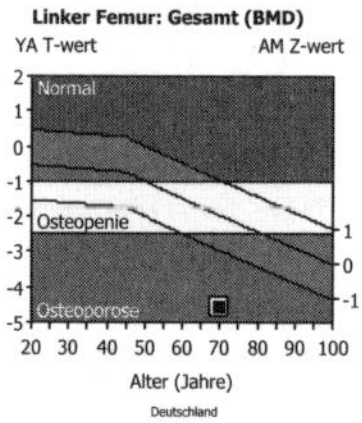

Bereich	BMD (g/cm²)	YA (%)	YA T-wert	AM (%)
Hals Links	0,443	45	-4,5	62
Gesamt Links	0,451	45	-4,6	59

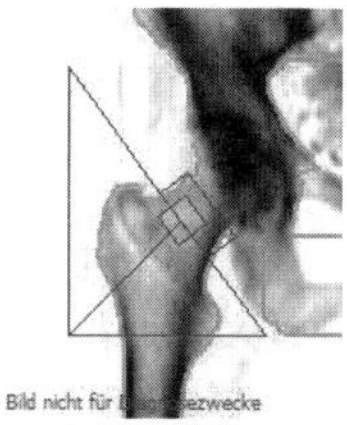

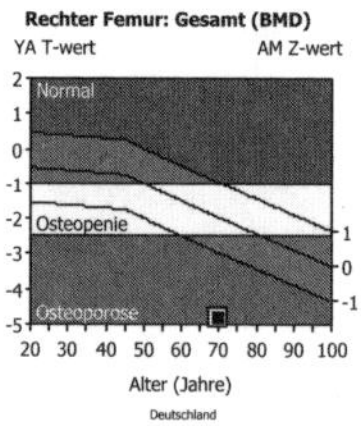

Bereich	BMD (g/cm²)	YA (%)	YA T-wert	AM (%)
Hals Rechts	0,453	46	-4,4	63
Gesamt Rechts	0,426	43	-4,8	56

(*) Weist auf Basis des 95% Konfidenzintervalls auf eine signifikante Änderung hin. (LSC= 0,055 g/cm² für AP-Wirbelsäule L1-L2); Laut Statistik sind 68% der Folge-Scans im Bereich von 1SA (± 0,020 g/cm² für AP-Wirbelsäule L1-L2); (± 0,012 g/cm² für Linker Femur Gesamt); Deutschland (Alter 20-40) Femur; Female Referenzbevölkerung (v113); Übereinstimmung nach Alter, Geschl., Gewicht (Frauen 25-100 kg), Ethnische; Weltgesundheitsorganisation: Definition von Osteoporose und Osteopenie für hellhäutige Frauen: Normal = T-score größer gleich -1,0 SD; Osteopenie = T-score zwischen -1,0 und -2,5 SD; Osteoporose = T-score kleiner gleich -2,5 SD; (die Definitionen der WHO können nur angewendet werden, wenn eine Datenbank von jungen, gesunden und hellhäutigen Frauen existiert, mit der T-Scores ermittelt werden können.

Erstellungsdatum: 31.07.2020 09:41:25 16 [SP 1]; Dateiname: zjobeq2sqb.dfx; AP-Wirbelsäule; 76:0,75:50,03:12,0 0,00:7,32 0,60x1,05 14,7:%Fett=8,9%; 0,00:0,00 0,00:0,00; Scanmodus: Dünn; 9,0 µGy; Linker Femur; 76:0,75:50,03:12,0 0,00:11,28 0,60x1,05 13,0:%Fett=30,9%; 0,00:0,00 0,00:0,00; Halswinkel (deg)= 54; Scanmodus: Dünn; 9,0 µGy; Rechter Femur; 76:0,75:50,03:12,0 0,00:11,10 0,60x1,05 13,0:%Fett=28,9%; 0,00:0,00 0,00:0,00; Halswinkel (deg)= 53; Scanmodus: Dünn; 9,0 µGy

GE Healthcare | Seite: 1 von 1 | Lunar Prodigy Advance 1RPA+130547

Die Knochendichtemessung bei Frau G. zum Zeitpunkt der Vorstellung.

erzielen. Deshalb geben wir heute in diesen Fällen zuerst knochenaufbauende Medikamente. Osteoanabol first! Diese Therapie ist in Abhängigkeit vom verwendeten Medikament nur für einen definierten, relativ kurzen Zeitraum von 12–24 Monaten zugelassen. Würde man danach die Therapie einfach beenden, käme es zu einem dramatischen Knochenmasseverlust. Der gesamte durch die Behandlung erzielte Zugewinn wäre zunichte. Um das zu verhindern, muss sich an die knochenaufbauende zwingend eine knochenstabilisierende, eine antiresorptive Therapie, anschließen. Dafür stehen dann die Bisphosphonate und Denosumab zur Verfügung.

Es war von Anfang an gewiss, dass in einem solch schweren Fall wie bei Frau G. nur eine komplexe Betreuung im Sinne der Salutogenese erfolgversprechend sein würde. Wir mussten gemeinsam mit Frau G. und ihrem Ehemann erreichbare Ziele definieren und Ressourcen benennen, die uns dem Ziel näherbringen könnten. Ich musste in dieser emotionalen Ausnahmesituation den Eheleuten vermitteln, wie ernst die Situation und wie hoch die Wahrscheinlichkeit von Anschlussfrakturen zu diesem Zeitpunkt war. Frau G. musste erkennen, inwieweit ihr eigenes Verhalten ursächlich für die Erkrankung war. Dieses Verständnis und die sich daraus ergebenden Konsequenzen fordere ich von meinem Patienten ein. Nur dann können die ärztlichen Bemühungen Erfolg zeigen.

Es gelang Frau G. mit Unterstützung ihres Mannes, sofort den Nikotinkonsum zu beenden. Nikotin erhöht als alters- und geschlechtsunabhängiger Risikofaktor das Frakturrisiko um das 1,2- bis 1,8-Fache. Neben dem täglichen Kalzium- und Vitamin-D-Defizit, das wir durch Substitution ausgleichen konnten, musste natürlich die gesamte Ernährungssituation thematisiert werden. Bei einem BMI von 14 und einem nachgewiesenen Eiweißmangel ging es darum, den täglichen Energiebedarf sicherzustellen und eine proteinreiche Aufbaukost zu etablieren. Wir versorgten Frau G. mit den Vitaminen B_6, B_9, B_{12} und D und begleitend mit Mineralien durch ein komplexes, auf die Bedürfnisse des Knochens abgestimmtes Nahrungsergänzungsmittel. So gelang es auch, ihren Appetit etwas anzuregen. Zusätzlich zur Grundbedarfsdeckung erhielt Frau G. eine Zusatznahrung mit einem Proteinkonzentrat. Wir versorgten sie mit etwa 1,0–1,2 g Eiweiß pro Kilogramm Körpergewicht in Form von Haferflocken, Molke, Eiern, Quark, Hülsenfrüchten, Linsen und Hühnerfleisch. Bei Inappetenz ist es erforderlich, die Nahrung/Getränke in mehrere kleine Tagesportionen einzuteilen und nach Uhrzeit zu essen und nicht auf ein Hungergefühl zu warten. Kleine Zwischenmahlzeiten mit einer erhöhten Proteinzufuhr in Form von Proteinriegeln oder Proteinshakes waren sehr hilfreich. Nach sieben Monaten hatte Frau G. 1,5 kg zugenommen und alle Laborwerte waren normal! Die Knochendichte hatte an der Wirbelsäule um 17 % und an der Hüfte um 4 % zugenommen. Wir waren auf einem guten Weg.

Leider kam es im Jahresverlauf 2021 zu einer akuten Verschlechterung des Allgemeinbefindens, mit dem auch ein Gewichtsverlust auf 39 kg einherging. Frau G. erlitt eine Divertikulitis und musste notoperiert werden. Trotz allem konnten wir aber die Therapie der Osteoporose fortsetzen. Zum Kontrolltermin im August 2022 erschien sie bei gutem Allgemeinzustand zur Behandlung. »Ich bin sehr zufrieden und dankbar. Ich habe zugenommen, fühle mich wohl und habe Appetit. Zum ersten Mal weiß ich, was es heißt, wenn der Hosenbund drückt.« Die objektiven Messergebnisse bestätigten diesen subjektiven Eindruck. Die Knochendichte hatte nach zwei Jahren an der Wirbelsäule um 23 % und an der Hüfte um fast 5 % zugenommen. Bis heute ist es zu keiner Anschlussfraktur bei Frau G. gekommen! Über die wiedergewonnene Lebensqualität freut sich nicht nur die Patientin.

Osteoporose Schwerpunktzentrum

Orthopädie Dr. med. T. König, 34414 Warburg * Hauptstrasse 8 * Tel.: 05641-3535
Telefon: www.orthopaedie-warburg.de

Patient:	XXXXXXXX			**Überweisender Arzt:**	Dr. XXXXXXX
Geburtsdatum:		**Alter:**	71,7 Jahre	**Patientenkennung:**	27116e
Größe:	170,0 cm	**Gewicht:**	44,2 kg	**Gemessen:**	23.08.2022 08:34:21 (16 [SP 1])
Geschl.:	Weiblich	**Ethnische:**	Weiß	**Analysiert:**	23.08.2022 08:38:49 (16 [SP 1])

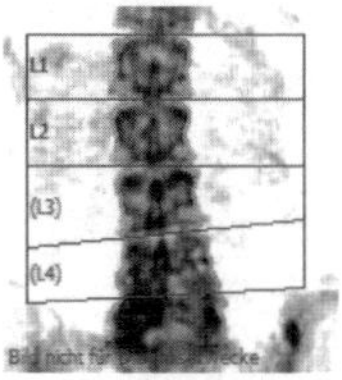

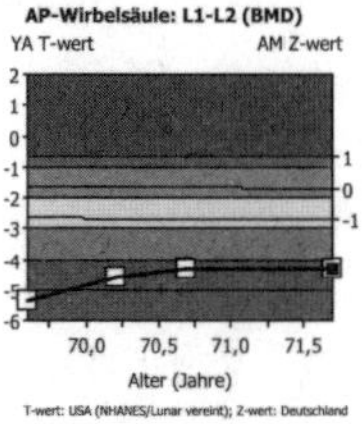

Trend: L1-L2

Gemessenes Datum	Gemessenes Alter	BMD (g/cm²)	Ändern gegenüber Vorherige (g/cm²)	Ändern gegenüber Vorherige (%)
23.08.2022	71,7	0,649	0,003	0,5
24.08.2021	70,7	0,646	0,034	5,6
23.02.2021	70,2	0,612	0,091 *	**17,5 ***
31.07.2020	69,6	0,521	-	-

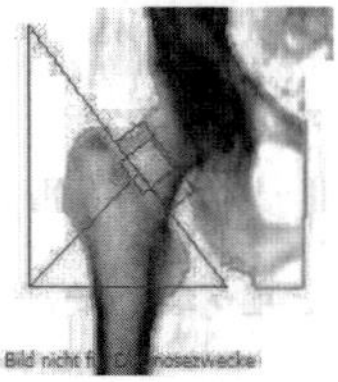

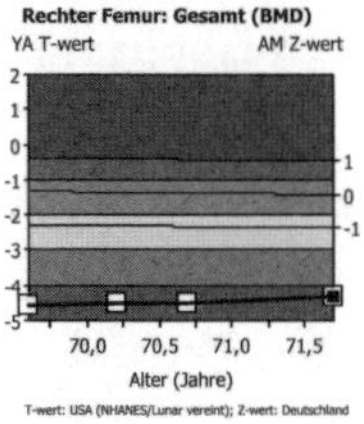

Trend: Gesamt

Gemessenes Datum	Gemessenes Alter	BMD (g/cm²)	Ändern gegenüber Vorherige (g/cm²)	Ändern gegenüber Vorherige (%)
23.08.2022	71,7	0,461	0,015	3,4
24.08.2021	70,7	0,446	0,002	0,5
23.02.2021	70,2	0,444	0,018	**4,2**
31.07.2020	69,6	0,426	-	-

(*) Weist auf Basis des 95% Konfidenzintervalls auf eine signifikante Änderung hin. (LSC= 0,055 g/cm² für AP-Wirbelsäule L1-L2); (LSC= 0,033 g/cm² für Rechter Femur Gesamt); Laut Statistik sind 68% der Folge-Scans im Bereich von 1SA (± 0,020 g/cm² für AP-Wirbelsäule L1-L2); (± 0,012 g/cm² für Rechter Femur Gesamt)
Erstellungsdatum: 25.08.2022 08:01:38 16 [SP 1]; Dateiname: i622hr2sqb.dfx; AP-Wirbelsäule; 76:0,75:50,03:12,0 0,00:8,10 0,60x1,05 16,1:%Fett=13,0%; 0,00:0,00 0,00:0,00; Scanmodus: Dünn; 9,0 µGy; Rechter Femur; 76:0,75:50,03:12,0 0,00:11,64 0,60x1,05 14,1:%Fett=31,8%; 0,00:0,00 0,00:0,00; Halswinkel (deg)= 52; Scanmodus: Dünn; 9,0 µGy

<u>Beurteilung</u>

Unter der osteoanabolen First Line Therapie mit Romosozumab (osteoanabole Start-Sequenz mittels Evenity°) von 08/2020 bis 07/2021 ist es, trotz schwerer Grunderkrankung (BMI 13.8), an allen Messorten zu einem deutlichen Zuwachs an Knochenmineralgehalt gekommen.
Durch die anschließende Therapie (antiresorptive Anschluss-Sequenz mit Denosumab°) konnte der erreichte Zuwachs stabilisiert und weiter ausgebaut werden.
Die antiresroptive Therapie wird unter Beibehaltung der Basistherapie fortgeführt.

GE Healthcare   Seite: 1 von 1   Lunar Prodigy Advance 1RPA+130547

Frau G. in deutlich besserer Verfassung nach zwei Jahren

Sequenztherapie

Nicht zuletzt durch die beeindruckende Wirksamkeit dieses neuen Medikaments hat ein Umdenken in der Behandlung der Osteoporose stattgefunden. Da die meisten Osteoporosemedikamente nur für eine begrenzte Anwendungsdauer zugelassen sind oder nur für einen bestimmten Beobachtungszeitraum Studien über deren Wirksamkeit vorliegen, ist bei der üblichen Behandlungsdauer der Osteoporose von mehr als 20 Jahren zwingend ein Medikamentenwechsel während dieser Zeitspanne erforderlich. Wir nennen dieses Vorgehen Sequenztherapie. Verschiedene neuere Studien belegen dabei die Bedeutung der richtigen Auswahl der Startsequenz und die richtige Auswahl der Folgesequenzen. Insbesondere für die beiden osteoanabolen Präparate Teriparatid und Romosozumab hat sich der primäre Einsatz bei therapienaiven Patienten, also Betroffenen, die bisher noch keine spezielle Therapie erhalten haben, als hocheffektiv erwiesen. Daraus leitet sich heute bei schwerer manifester Osteoporose mit sehr hohem Knochenbruchrisiko die Behandlungsstrategie – osteoanabol first – ab. Die Osteoporosetherapie ist dank der modernen Medikamente eine individualisierte Komplextherapie und gehört nicht nur deswegen in die Hände der entsprechenden Spezialisten, den Osteologen.

Schmerztherapie

75 % aller Osteoporosepatienten leiden unter chronischen Schmerzen. Diese Schmerzen entstehen zum einen durch Mikrofrakturen im Knochen, Sinterungsfrakturen ohne Trauma und Schmerzen der Knochenhaut. Der Großteil der Schmerzen wird durch eine aus den stattgehabten Frakturen resultierende, veränderte Körperstatik mit myofaszialen Triggern verursacht. Gelenkfehlbelastungen führen zu einem arthrogenen Schmerz und muskulären Verspannungen, dem myofaszialen Schmerz. Selbstverständlich gehören zu einer ganzheitlichen Therapie der Osteoporose auch eine Schmerzdokumentation (Schmerztagebuch, VAS-Skala) und eine adäquate Schmerztherapie. Ziel der Schmerz-

Individualisierte Langzeit- und Sequenztherapie der Osteoporose nach I. König

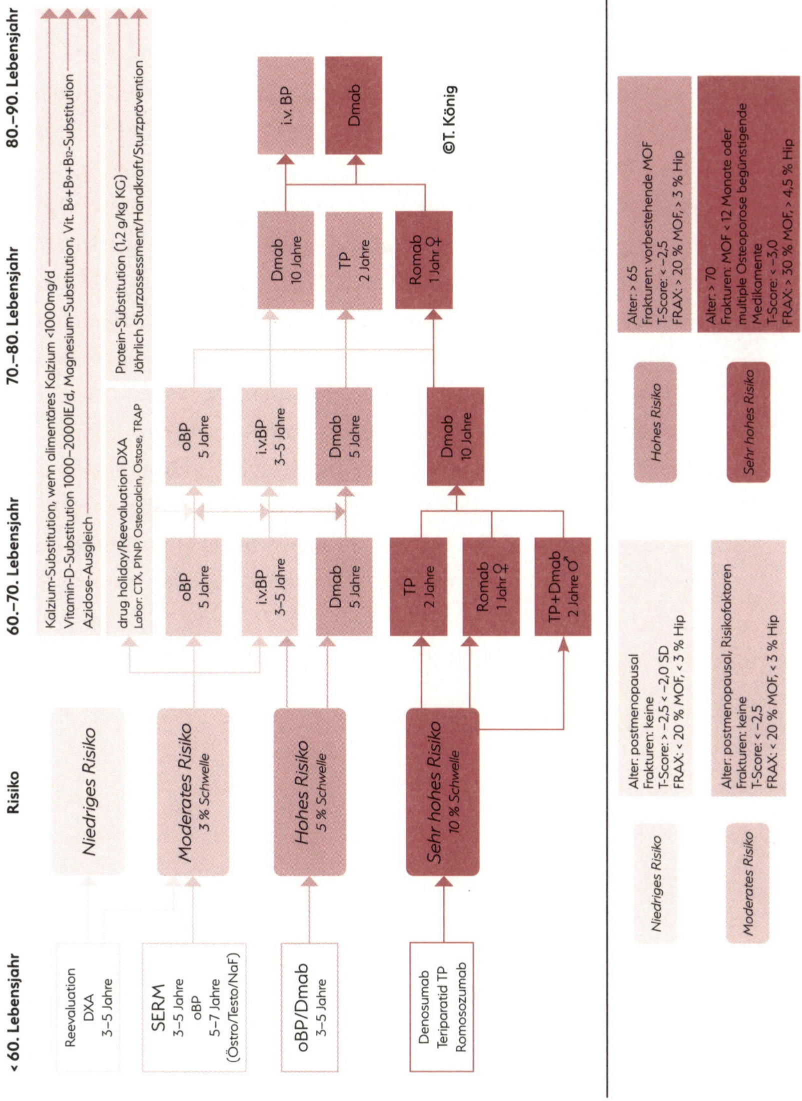

Die Sequenztherapie als Behandlungsstrategie bewährt sich sehr gut in der Praxis.

therapie ist die Vermeidung einer Schonhaltung und zunehmenden Immobilität. Eine wirksame Schmerztherapie ist Grundvoraussetzung für die Frühmobilisation. Die oft praktizierte Bedarfsmedikation ist hier fehl am Platze! Es gilt, eine konstante und verlässliche Schmerzreduktion für die Akutphase von 6–12 Wochen zu erzielen. Hierfür gibt es entsprechend wirksame Medikamente und das Einnahmeschema nach dem WHO-Stufenplan. Wegen des Nebenwirkungsprofils vieler Medikamente gerade im hohen und höchsten Lebensalter, muss in diesen Fällen vom allgemeinen WHO-Schema abgewichen, die Begleitmedikamente, pharmakologische Wechselwirkungen und Nebenwirkungen müssen berücksichtigt werden. Eine Beeinträchtigung der Vigilanz bei den Hochbetagten sollte vermieden werden.

Häufigste Fehler der Schmerztherapie bei Osteoporose sind eine unregelmäßige Tabletteneinnahme, irrationale Angst vor starken Analgetika (Suchtangst), unsinnige Kombinationen oder die Auswahl ungeeigneter Präparate und das Nichtbeachten der Komedikation und des Alters. So steigt unter dem Einsatz von Morphium das Fraktur- und Sterberisiko. Die multimodale Schmerztherapie ist ein eigenständiges Thema, das in diesem Buch nicht in den Fokus gerückt werden kann.

Extra: Osteoporose und Kiefernekrose

Das Krankheitsbild der Kiefernekrose (Osteonecrosis of Jaw (ONJ)), heute als medikamentenassoziierte Kiefernekrose bezeichnet, ist sehr gefürchtet und geistert durch einschlägige Berichte und verunsichert die Osteoporosepatienten sehr. Allerdings ist die Wahrscheinlichkeit einer ONJ unter einer Osteoporosetherapie so verschwindend gering, dass der Nutzen für unsere Patienten bei Weitem überwiegt. Deswegen sollte heute die zahnärztliche Abklärung die Einleitung einer Osteoporosetherapie nicht mehr verzögern. Risikofaktoren für eine ONJ sind: Zahnextraktionen, Druckstellen im Kieferbereich, Implantationen, Chemotherapie, die Einnahme von Immunmodulatoren bei chronischen Autoimmunerkrankungen, Einnahme von Glucocorticoiden, Parodontitis oder Periimplantitis, Nikotin sowie eine mangelhafte Mundhygiene. Bei Tumorpatienten werden wesentlich höhere Dosierungen der Bisphosphonate (BP) zur Vermeidung von Metastasen verwendet. Deshalb ist die Wahrscheinlichkeit des Auftretens einer ONJ dabei ungleich höher. Die ONJ wird fast ausschließlich unter einer hoch dosierter intravenösen BP-Therapie bei Tumorpatienten beobachtet, besonders häufig unter hoch dosierter Langzeittherapie mit Zoledronat und Pamidronat bei Patienten mit einem Mammakarzinom, Prostatakarzinom und multiplem Myelom. Unter dem Einsatz von zum Beispiel Ibandronat war die Inzidenz einer Kiefernekrose wesentlich seltener.

Ursache für die ONJ ist die Konzentration des Wirkstoffes im Kieferknochen. Die Anreicherung der hoch dosierten Bisphosphonate bei Tumorpatienten führt zu einer Hemmung des örtlichen Immunsystems im Kieferknochen mit der nachfolgenden Verschlimmerung einer vorbestehenden Kieferknochenentzündung. Als Risikofaktoren für das Auftreten der BP-ONJ gelten:

- Schlechte Mundhygiene mit vorbestehender Karies, Parodontitis oder Periimplantitis
- Tumorkrankheiten mit begleitender Abwehrschwäche
- Strahlentherapie im Kieferbereich
- begleitende Chemo- und/oder Cortisontherapie

- Alkoholismus, Nikotinabusus
- Blutgefäßerkrankungen

Im Rahmen einer Osteoporosetherapie ist eine ONJ mit einer Inzidenz unter 1:100 000 eine Rarität, ein ursächlicher Zusammenhang ist bisher nicht belegt. Ein Absterben des Kieferknochens ist prinzipiell auch unter dem Einsatz des Antikörpers Denosumab möglich. Ist eine offene kieferchirurgische Maßnahme vorgesehen (z.B. ein Implantat), so kann die Osteoporosetherapie mit Kalzium und Vitamin-D-Gabe eingeleitet werden und ein halbes Jahr nach der Maßnahme die spezifische Therapie beginnen. Liegen allerdings akute Knochenbrüche vor, sollte die Osteoporosetherapie sofort beginnen.

Die Leitlinie zur ONJ beinhaltet vor Beginn einer antiresorptiven osteologischen Behandlung: Sanierung bestehender Infektionsherde in der Mundhöhle sowie Anleitung und Verbesserung der Zahnhygiene einschließlich regelmäßiger professioneller Zahnreinigung. Die Prophylaxe unter einer laufenden Osteoporosetherapie beinhaltet: antibiotische, perioperative Abschirmung bei zahnärztlichen Eingriffen, insbesondere bei Zahnextraktionen, schonende Extraktion durch modulierende Osteotomie sowie chirurgische Deckung der entstandenen intraoralen Wunden durch plastischen Wundverschluss.

In meiner Praxis erinnere ich mich an eine Patientin, bei der wir dringend eine Osteoporosetherapie beginnen mussten. Allerdings war die Patientin, die eine starke Raucherin war, in zahnärztlicher Behandlung. Da sich bei ihr alle Zähne gelockert hatten, war vorgesehen, die Zähne zu ziehen und die Patientin prothetisch zu versorgen. Wir hatten intensive Gespräche mit dem behandelnden Zahnarzt über das Für und Wider einer Osteoporosebehandlung unter den gegebenen Umständen. Zum großen Glück war es mir gelungen, die Patientin vom Nichtrauchen zu überzeugen. Nach etwa einem halben Jahr Nikotinkarenz und Vitamin-Substitution saßen alle Zähne ohne zahnärztlichen Eingriff wieder fest an ihrem Ort und wir konnten die Behandlung endlich starten. Die Patientin war außerordentlich dankbar dafür.

Sonderform: Transiente Osteoporose

Eine Sonderform einer streng lokalisierten Osteoporose ist die »vorübergehende Osteoporose«. Dieses Knochenmarködem ist eine »Bilddiagnose«. Der Befund, der ausschließlich im MRT erhoben werden kann, wird meist als unspezifischer Zufallsbefund im Rahmen der Abklärung schmerzhafter Gelenkprozesse beschrieben und kann bei verschiedenen Krankheitsbildern auftreten. Vor der Ära der MRT-Befundung war dieses Beschwerdebild unbekannt. Die Patienten klagen, oft nach einem Bagatelltrauma, über heftige Schmerzen und über Bewegungseinschränkungen in den betroffenen Gelenken. Der lokale Knochenumbau ist gesteigert. Die Ausdehnung der Erkrankung sowie die Schmerzsymptomatik können mit Bisphosphonaten erfolgreich beeinflusst werden. Die Behandlung erfolgt mit einer Einmalgabe von z. B. Zoledronat und sollte mit einer mechanischen Entlastung kombiniert werden.

Der interdisziplinäre Therapieansatz als Mittel der Wahl

Das Krankheitsbild der Osteoporose ist Sinnbild für eine hochkomplexe Erkrankung und erfordert zwingend interdisziplinäres Arbeiten sowohl in Diagnostik als auch in der Therapie. Sie stellt eine gesamtgesellschaftliche Herausforderung dar und sollte unter der Aufsicht eines osteologisch erfahrenen Facharztes betreut werden. Die neuen Möglichkeiten der knochenaufbauenden Therapie, der Sequenz- oder Kombinationstherapie ermöglichen in der Hand fachkundiger Therapeuten tolle Ergebnisse zum Wohle unserer schwerkranken und hochgradig gefährdeten Patientinnen und Patienten. Es sollte aber immer bedacht werden, dass eine rein medikamentöse, monokausale Therapie weit hinter den Möglichkeiten einer Komplextherapie im Sinne der Salutogenese zurückbleiben würde!

In einer immer älter werdenden Patientengruppe, aber auch durch die frühzeitige Diagnostik der Osteoporose und das

wachsende Interesse in der Bevölkerung an diesem Krankheitsbild, werden die Therapieintervalle immer länger. Eine Therapiedauer von über 25 Jahren ist heute keine Seltenheit mehr. So wird eine Sequenztherapie in zunehmendem Maße eher Routine als Ausnahme sein. Der Wechsel von einer antiresorptiven Therapie zu einer osteoanabolen Therapie ist heute gängige Praxis bei Patienten mit einem Frakturereignis unter Bisphosphonaten. Aber ist diese Sequenz auch die für die Patientinnen und Patienten vorteilhafteste und für die Gesellschaft kosteneffektivste, bei den Kosten, die ein Frakturereignis nach sich zieht?
Die Therapie mit Romosozumab reduziert die Häufigkeit von vertebralen und nichtvertebralen Frakturen, insbesondere auch am Schenkelhals. Die beschriebenen Effekte sind ausgeprägter, wenn zu Beginn der Behandlung einer schweren Osteoporose knochenaufbauende Medikamente und in der Folge knochenabbauhemmende Medikamente zum Einsatz kommen – osteoanabol first, mal wieder!
Schmerz, Angst und Depression werden im gleichen Hirnareal verarbeitet. Nur durch unser Bewusstsein wird in Schmerz, Angst oder Depression unterschieden. Schmerz ist immer ein bio-psycho-sozialer Lernprozess. Eine adäquate Schmerztherapie der Osteoporose und die aktive Mitwirkung der Patienten ist unbedingt für die Wiederherstellung der Lebensqualität erforderlich.

Ernährungsbasierte Komplementärtherapie

Begleitend zur spezifischen medikamentösen Therapie der Osteoporose gehört selbstverständlich – wie bereits erwähnt – eine ausreichend hohe Kalzium- und Vitamin-D-Versorgung. Daneben gibt es viele weitere Nährstoffe, Mineralien, Spurenelemente und Substrate, die sowohl in der Therapie als auch besonders für die Prophylaxe einer Osteoporose eine wichtige Rolle spielen. Immer wieder kommen wir darauf zurück, dass die Ernährung eine der

Hauptsäulen in der Therapie von akuter oder auch länger vorhandener Osteoporose ist.

Ein Mini-Ernährungsfragebogen kommt in meiner Praxis zur Anwendung, wenn wir im Rahmen der Voruntersuchungen (BMI, SARC-F) die Vermutung haben, dass bei unseren Patienten eine Ernährungsstörung vorliegen könnte. Stellen wir einen BMI < 20 oder Hinweise auf eine Sarkopenie (SARC-F > = 4) fest, so wird der Bogen ausgefüllt und ausgewertet.

Im Screening-Teil dieses Fragebogens wird der allgemeine Gesundheitszustand des Patienten erfasst. Dabei werden die Nahrungsaufnahme, das Gewichtsverhalten der letzten drei Monate, die Mobilität, akute Erkrankungen und neuropsychologische Probleme berücksichtigt. Ist das Ergebnis des Screenings mit weniger als 11 von 14 Punkten auffällig, wird mit einem Assessment-Tool fortgefahren. Darin werden genauere Angaben zum Ess- und Trinkverhalten, zur Proteinversorgung gemacht sowie der Oberarm- und Wadenumfang erfasst. Die erreichte Punktzahl ergibt den Mangelernährungs-Index. Eine Punktzahl weniger als 24 von 30 möglichen Maximalpunkten zeigt das Risiko für eine Mangelernährung an. Erreicht der Patient weniger als 17 der 30 Punkte, so liegt eine manifeste Mangelernährung vor. Ergänzung findet das Assessment in meiner Praxis noch durch die Handkraftmessung. Im Folgenden stelle ich alphabetisch alle Nährstoffe, Mineralien, Spurenelemente und Substrate vor, die in einer ganzheitlichen Therapie bei Osteoporose zum Einsatz kommen.

BCAA

Verzweigtkettige Aminosäuren (BCAA) wie Leucin, Isoleucin und Valin sind die Proteinspender mit der höchsten biologischen Wertigkeit für unseren Körper. Sie reduzieren die Produktion freier Radikale. Altern, Krankheit, Entzündung und körperliche Leistung gehen mit einer erhöhten Produktion freier Radikale einher, die die Zellen nachhaltig unter Stress setzen oder gar schädigen können. BCAA stärken das Immunsystem, und ihre Einnahme hilft im Zusammenspiel mit körperlichem Training beim Muskelaufbau. So beugt deren ausreichende Zufuhr einem altersbedingten Muskelschwund, der Sarkopenie, vor. Den höchsten Nutzen in der Proteinsubstitution besitzt Molke-Eiweiß (Whey Protein). Es sollten täglich 1,2–1,5 g/kg Körpergewicht Proteine zugeführt werden. Das entspricht in etwa 80 g Eiweiß pro Tag! Etwa 30 % der Älteren erreichen jedoch noch nicht einmal die heute gültige suboptimale Empfehlung von lediglich 0,8 g Protein/kg Körpergewicht. Schon eine Mehraufnahme von 25 g Protein pro Tag kann das Risiko für einen Schenkelhalsbruch um 14 % verringern. Bei untergewichtigen Frauen betrug die Risikoreduktion sogar 45 %!

Die Proteinzufuhr und ein körperliches Training sollten zeitgleich erfolgen, um den besten Effekt zu erzielen. 30 g Protein pro Mahlzeit in Kombination mit körperlicher Aktivität stimulieren die Muskelproteinsynthese optimal. Die Energiezufuhr sollte bei 30 kcal pro Kilogramm Körpergewicht und die Trinkmenge etwa bei 20 ml pro Kilogramm Körpergewicht liegen. Im Fall einer akuten Erkrankung, zum Beispiel nach einem Knochenbruch, benötigen ältere Menschen eine sehr viel höhere Energiezufuhr als Jüngere. In welchem Krankenhaus wird das berücksichtigt? Energiereiche Zwischenmahlzeiten in Form von Powerriegeln oder Powershakes bieten sich gerade bei Appetitverlust, Rekonvaleszenz oder bei Mangelernährung an.

Die Aminosäure Lysin ist die wichtigste Aminosäure im pflanzlichen Eiweiß. Sie ist Bestandteil des L-Carnitin, des Stoffes, der für die Fettverbrennung zur Energiegewinnung verantwortlich ist. Lysin ist gemeinsam mit Prolin und Hydroxyprolin sowie unter Mitwirkung von Kupfer und Silizium für die dreidimensionale Vernetzung und damit für die Stabilität des Kollagen-Grundgerüstes in der Knorpel- und in der Knochengrundsubstanz verantwortlich. L-Arginin ist die stickstoffreichste Aminosäure und kann vom menschlichen Körper nur in geringem Maße selbst hergestellt werden. L-Arginin liefert den Stickstoff für das Stickstoffmonoxid (NO). Das kann hohen Blutdruck normalisieren und vor Arteriosklerose schützen. Im Knochen ist Stickstoffmonoxid eine Schlüsselsubstanz bei der Kopplung von mechanischer Belastung und Stimulation des Knochenaufbaus. Ein Mangel an Stickstoffmonoxid, wie er unter anderem während einer erzwungen Bettruhe nach einem Knochenbruch auftritt, führt zu einem sehr raschen Knochenabbau. Deshalb muss bei einer durch eine Osteoporose bedingten Fraktur die Phase der Ruhigstellung so kurz wie möglich gehalten werden. Gleichzeitig sollte eine ausreichende Eiweißversorgung sichergestellt sein. Die Aufnahme von L-Arginin sollte 6–8 Gramm pro Tag betragen.

Coenzym Q10

Mein Liebling, wenn es um körperliche Energie geht! Coenzym Q10 ist ein fettlösliches Molekül, das als Antioxidans im Energiestoffwechsel der Mitochondrien eine Rolle spielt. In jeder menschlichen Zelle wird die Energie aus der Nahrung in körpereigene Energie in Form von ATP umgewandelt. ATP ist der wichtigste Energieträger, der bei allen energieintensiven Prozessen, wie zum Beispiel körperliches Training, bei chronischen Entzündungen oder in der Knochenbruchheilung benötigt wird. Bei einem Energieumsatz von 3000 kcal werden pro Tag etwa 40–75 kg ATP umgesetzt. Das entspricht 10^{23}–10^{25} Molekülen, die vom Organismus neu gebildet werden müssen. Damit ließe sich die unglaubliche Menge von mehr als 3×10^{22} Joule Energie freisetzen. Das entspricht etwa dem Hundertfachen des jährlichen globalen Energieverbrauchs der Menschheit!

Coenzym Q10 leistet einen essenziellen Beitrag zur zellulären Gesundheit. Die größten Konzentrationen weisen deshalb auch lebenswichtige und energiehungrige Systeme wie Leber-, Nieren- und Herzzellen auf. Coenzym Q10 werden starke antioxidative Eigenschaften zugesprochen. Das Enzym fängt freie Radikale ab, die bei der Energieproduktion in den Mitochondrien entstehen, und schützt damit effektiv die Funktionsfähigkeit der Zellen. Es kann verbrauchtes Vitamin E regenerieren, sodass der Körper das Vitamin E erneut als Antioxidans nutzen kann. Es erhöht den Glutathion- und Vitamin-C-Spiegel, um den Körper vor schädlichen freien Radikalen zu schützen. In Untersuchungen konnte nachgewiesen werden, dass speziell ältere Menschen eine verminderte Coenzym-Q10-Konzentration in den Zellen, speziell in den Herzzellen, aufweisen. Bei einer Metaanalyse, bestehend aus 17 randomisierten und placebo-kontrollierten Interventionsstudien, konnte die Erkenntnis gewonnen werden, dass die Einnahme des Vitalstoffs Coenzym Q10 den Blutdruck senkt.

Selen-, Mangan-, Vitamin B_6-, Zink- und Magnesiummangel limitieren die körpereigene Q10-Synthese. Im Alter sinkt die Q10-Syntheseleistung unseres Körpers. Eine Therapie mit Statinen, den häufig eingesetzten Cholesterinsenkern, hemmt die körpereigene Coenzym-Q10-Synthese. Sehr viele Patientinnen und Patienten mit Osteoporose nehmen Statine ein und vermindern dadurch unwissentlich ihren Coenzym-Q10-Spiegel. Das Vitaminoid verbessert die Krankheitssymptome bei Herzinsuffizienz, Migräne und Neurodegeneration. Damit kann eine ausreichender Coenzym-Q10-Spiegel auch die Sturzgefahr reduzieren. Bei Morbus Parkinson wurde unter einer ausreichenden Coenzym-Q10-Versorgung eine 40 %ige Verlangsamung der Krankheitsprogression festgestellt. Nicht nur Statine, auch Antidepressiva und eine Chemotherapie erhöhen den Bedarf an Coenzym Q10. Die tägliche Zufuhr sollte bei etwa 5–10 mg/kg Körpergewicht liegen.

Eiweiß

Eiweiß ist der wichtigste Baustein des Lebens. Es dient dem Transport lebenswichtiger nicht wasserlöslicher Substanzen im Blut und wird für die Synthese von Enzymen und Hormonen benötigt. Beste Eiweißlieferanten sind Bio-Fleisch und Molke-Eiweiß, aber auch Eier, Soja und Quark sowie Hülsenfrüchte wie Erbsen und Linsen. Wichtig bei der Verdauung von Proteinen ist eine genügende Aktivität der Magensäure. Oft wird diese durch eine unkritische Dauergabe von Medikamenten zur Blockierung der Magensäure wie Pantoprazol oder Omeprazol neutralisiert. Wenn Sie davon betroffen sind, sollten Sie die Einnahme dieser Medikamente kritisch hinterfragen. Es gibt bestimmte Bevölkerungsgruppen, wie etwa Vegetarier oder Veganer, die aufgrund von

Ernährungsgewohnheiten überprüfen sollten, ob die Proteinzufuhr ausreicht, um gesund zu bleiben.

Fluor

Seit etwa 100 Jahren ist die Wissenschaft auf der Suche nach Substanzen, mit denen der Knochenstoffwechsel beeinflusst werden kann. Bereits im Jahr 1961 wurde eine Substanz zur Anwendung am Menschen zugelassen, die in der Lage ist, neuen Knochen aufzubauen: Wir reden von Natriumfluorid. Fluoridionen stimulieren hochselektiv die knochenaufbauenden Zellen, die Osteoblasten. Natriumfluorid war für viele Jahre das Medikament in der Behandlung der Osteoporose. Der Einsatz von Fluor geht auf die Beobachtung zurück, dass eine Fluoridvergiftung zu einer erheblichen Verdichtung des Knochens führt. Weiterhin wurde beobachtet, dass in Regionen mit Trinkwasser-Fluoridierung weniger Schenkelhalsbrüche auftraten. Allerdings kommt es paradoxerweise bei der Fluorose trotz erhöhter Knochendichte zu einer erhöhten Knochenbrüchigkeit. Ursächlich ist bei der Überdosierung der Einbau des Fluors anstelle des Kalziums in die Knochenmatrix, der zu eine Knochen-Mineralisationsstörung, Fluorose genannt, zur Folge hat.

Fluorgehalt verschiedener Nahrungsmittel je 100 mg

Nahrungsmittel	Fluorgehalt
Walnüsse	680 µg
Sardinen	416 µg
Rotbarsch	215 µg
Buchweizen	170 µg
Roggen	150 µg
Tintenfisch	114 µg
Kürbiskerne	90 µg

Zur Therapie der Osteoporose wurde Natriumfluorid in einer Dosierung von 2x25 mg pro Tag eingesetzt. Da mit Natriumfluorid kein Geld zu verdienen war, wurden keine heute üblichen Metaanalysen zur Wirksamkeit durchgeführt. So verlor dieses Mittel gegenüber den nachfolgenden Substanzen immer mehr an Bedeutung, bis es schließlich gar nicht mehr angewendet wurde. Eine 1990 in Auftrag gegebene Studie in den USA mit einer bewussten Überdosierung brachte das Ende für dieses Medikament. Fluor in geringer Dosierung kann man in Kombination mit anderen Spurenelementen heute in Nahrungsergänzungsmitteln finden und es hat seine Berechtigung. Der Tagesbedarf liegt bei etwa 4 mg.

Kalium

Es gibt nur wenige Studien, die die Auswirkungen der Kaliumzufuhr auf die Knochendichte untersucht haben. In einer Kohorte von 266 älteren Frauen wurden Hinweise darauf gefunden, dass die Kaliumzufuhr positiv mit der Knochendichte assoziiert ist. Das deutet darauf hin, dass Kalium in der Ernährung eine Rolle bei der Osteoporoseprävention spielt. Nach fünf Jahren hatten die Frauen eine signifikant höhere Knochendichte an der Hüfte (+6,0 %) und eine signifikant höhere Knochendichte des gesamten Körpers (+4,0 %) als die Frauen mit deutlich niedrigerer Kaliumaufnahme.

Die Nationale Verzehrstudie 2008 ermittelte eine durchschnittliche Kaliumaufnahme der deutschen Bevölkerung von 3612 mg/Tag bei Männern und 3140 mg/Tag bei den Frauen. Von der vielfach behaupteten Kaliummangelversorgung kann also keine Rede sein! Ein Kaliummangel kann allerdings bei Patienten auftreten, die Entwässerungsmedikamente einnehmen müssen. Kalium kommt in fast allen Lebensmitteln vor, besonders in Getreideprodukten, Milcherzeugnissen und alkoholfreien Getränken. Reich an Kalium sind Pilze, Gemüse und Getreide.

Kaliumgehalt verschiedener Nahrungsmittel je 100 g	
Nahrungsmittel	**Kaliumgehalt**
Pfifferlinge, getrocknet	4485 mg
Pflaumen, getrocknet	2177 mg
Weizenkleie	1390 mg
Banane, getrocknet	1201 mg
Feige, getrocknet	1082 mg
Pistazien, geröstet	985 mg
Kürbiskerne	814 mg

Kalzium

Kalzium ist ein lebenswichtiges Mineral. 99 % des Gesamtkalziums unseres Körpers sind im Knochen gespeichert. Das entspricht etwa 1,0 bis 1,5 kg Kalzium. Kalzium wird als Hydroxylapatit im Knochen abgelagert und verleiht der Knochensubstanz ihre Festigkeit. Zur Sicherstellung einer konstanten Kalziumkonzentration im Blut wird das Speicherorgan Knochen über Hormone kontrolliert und gesteuert und die Kalziumkonzentration im Blut und im Urin fortlaufend gemessen.

Die notwendige Kalziumzufuhr ist altersabhängig. Jugendliche im Alter von 13–18 Jahren benötigen zur Ausbildung der erforderlichen peak bone mass in der Wachstumsphase eine Kalziummenge von 1200–1400 mg pro Tag. Da sich mit zunehmendem Alter die Kalziumversorgung durch die Nahrung, die Kalziumaufnahme im Magen-Darm-Trakt, die Kalzium-Rückresorption in den Nieren, aber auch die körpereigene Vitamin-D-Synthese verschlechtern, sollten Sie auf eine ausreichend hohe Kalziumversorgung mit 1000–1500 mg pro Tag in Kombination mit mindestens 800–1000 IE Vitamin D und Vitamin K mit 200 µg pro Tag achten. In Deutschland liegt die mittlere Kalziumaufnahme bei Männern mit 1052 mg/Tag und bei Frauen mit 964 mg/Tag im untersten empfohlenen Normbereich. Allerdings sinkt die Kalziumzufuhr bei Frauen nach dem 50. Lebensjahr laut Nationaler Verzehrstudie deutlich. Bei den Senioren erreichen 46 % der Männer und 55 % der Frauen die empfohlene Mindestzufuhr von Kalzium nicht mehr. Unsere Patientinnen und Patienten füllen in Vorbereitung auf die Osteoporose-Spezialsprechstunde einen Kalziumfragebogen aus, der es uns ermöglicht, die tägliche Kalziumversorgung abzuschätzen. Selten erreichen unsere Patienten dabei die empfohlene Mindesttagesmenge von 1000 mg!

Wird eine Osteoporose diagnostiziert, so ist die Sicherung einer adäquaten Kalziumversorgung über die Nahrung zu gewährleisten und im Bedarfsfall zu substituieren. Gute Quellen sind kalziumreiche Mineralwasser, Hartkäse, Sesam, Kuhmilch und mit Kalzium angereicherte Pflanzenmilch, Gemüse und Nüsse. Nur wenn Sie die erforderliche Kalziumaufnahme über die Nahrung nicht schaffen, sollten Sie eine Substitution über Kalziumtablet-

Kalziumgehalt verschiedener Lebensmittel je 100 g

Nahrungsmittel	Kalziumgehalt mg
Parmesan/Emmentaler	1176 mg
Kefir/Buttermilch	240 mg
Haselnüsse	225 mg
Grünkohl	212 mg
Ölsardinen	200 mg
Joghurt (3,5 % Fett)	140 mg
Milch (1,5 % oder 3,5 % Fett)	120 mg
Quark	120 mg
Brokkoli	105 mg
Ei	56 mg
Haferflocken	54 mg
Huhn	17 mg

ten vornehmen. Ein Zuviel an Kalzium muss dabei vermieden werden, da es Belege dafür gibt, dass sich das Risiko für Herz-Kreislauf-Erkrankungen bei einer Zufuhr über 1800 mg Kalzium/Tag erhöht. Wichtig scheint in diesem Zusammenhang die ausreichende Versorgung mit Vitamin K zu sein (s. S. 155).
Die wichtigsten Kalziumlieferanten in Europa sind Milch und Milchprodukte. Aber auch Gemüsearten wie Brokkoli, Grünkohl und Rucola liefern mit > 80 mg pro 100 g eine gute Kalziummenge. Einige Nüsse wie z. B. Haselnüsse und Paranüsse sind mit > 100 mg pro 100 g reich an Kalzium. Immer wieder taucht in meiner Sprechstunde die Frage der ausreichend hohen Kalziumaufnahme bei Milchunverträglichkeit, zum Beispiel bei einer bestehenden Laktoseintoleranz, auf. Eine Milchunverträglichkeit ist nicht gleichbedeutend mit einer Unverträglichkeit aller Milcherzeugnisse. In den Supermärkten werden heute zunehmend auch Milchersatzgetränke wie Sojamilch, Hafermilch oder Mandelmilch angeboten, die zum Teil zusätzlich mit Vitaminen und Kalzium angereichert werden. In Quark, Joghurt und Käse ist die Laktose durch bakterielle Prozesse bereits weitgehend abgebaut, sodass nur geringe und gut verträgliche Restmengen an Laktose verbleiben. Je länger der Reifungsprozess des Milchproduktes dauert, je älter also z. B. der Käse ist, umso geringer der Laktoseanteil.

Oft unbegründet meiden von Laktoseintoleranz Betroffene sämtliche Milcherzeugnisse. Das muss nicht sein. Personen mit Laktoseintoleranz vertragen Milchprodukte wie Joghurt und gereiften Käse, z. B. Hart- und Schnittkäse wie Emmentaler, Parmesan und Gouda. Sie können als Betroffene Produkte aus der Gruppe der Milcherzeugnisse auf ihre Verträglichkeit testen und dementsprechend auswählen. Dabei ist es empfehlenswert, Milch (weniger als 200 ml) und Milchprodukte in kleinen Portionen über den Tag verteilt und zusammen mit einer Mahlzeit zu verzehren. Grundsätzlich kann im Darm mehr Kalzium aufgenommen werden, wenn die Kalziumzufuhr auf mehrere Mahlzeiten über den Tag verteilt und nicht einmalig in größerer Menge zugeführt wird. Auch bei einer Substitution mit Kalziumbrause- oder Kautabletten sollten Sie die Dosis über den Tag verteilen. Eine weitere Möglichkeit ist die Zufuhr des Enzyms Laktase von außen in Form von Kautabletten oder Kapseln aus der Apotheke, um Milchprodukte bei einer Laktoseunverträglichkeit besser verdauen zu können. Ganz prinzipiell kann ich sagen, dass es immer besser ist, Kalzium über natürliche Quellen zu konsumieren, anstatt Substitute zu nutzen.

Die in Deutschland erhältlichen Mineralwasser unterscheiden sich deutlich in ihrer Zusammensetzung. In der Tabelle sind einige Mineralwasser mit einem höheren Kalziumgehalt aufgeführt.

Kalziumgehalt verschiedener Mineralwasser je 1000 ml	
Bad Mergentheim Albertquelle	802 mg
Römerquelle	577 mg
Förstina St. Maria Brunnen	565 mg
Fuldataler	362 mg
Gerolsteiner	347 mg
Bad Wildungen Helenenquelle	340 mg

Bitte beachten Sie auch, dass es Lebensmittel gibt, die Ihre Kalziumaufnahme negativ beeinflussen oder die Kalziumausscheidung über die Nieren erhöhen. Lebensmittel, in denen der Phosphatanteil den Kalziumanteil deutlich übersteigt, sind als »knochenungesund« einzustufen. Sie können sich prinzipiell merken: Je weicher ein Milchprodukt ist, umso höher ist sein Phosphatanteil. Mozzarella, Quark und Camembert sind für einen starken Knochen weniger sinnvoll als Old Amsterdam, Parmesan oder Emmentaler.

»Quark macht stark!«, diese Lebensweisheit aus unseren Kindertagen bezieht sich wohl mehr auf den Eiweißgehalt im Quark und damit die Unterstützung des Muskelaufbaus und nicht auf die erforderliche Kalziumversorgung. In Sachsen heißt es darum auch: »Quark alleene macht krumme Beene« (»Quark alleine macht krumme Beine«). Bei einer Knochenmineralisationsstörung im Kindesalter durch zu wenig Kalzium im Knochen und durch einen

Vitamin-D-Mangel kommt es zur Ausbildung von O-Beinen. Volksmund tut manchmal Wahrheit kund! Für den Knochen ist Quark also nicht die erste Wahl. Aber auch unser moderner Lifestyle bietet so manche Falle: tierische Lebensmittel, Fastfood, Smoothies und Softdrinks, vor allem Cola und gesüßte Fruchtsäfte, enthalten zu viel Phosphat. Cola erhöht zudem noch die Kalziumausscheidung über den Urin. Ein echter Kalziumräuber!

Kupfer

Für den Energiehaushalt der Zellen, die innere Atmung in den Zellkraftwerken, den Mitochondrien, ist Kupfer ein wichtiger Enzymbestandteil (Cytochrom-Oxidase, Dismutase). Für Reparationsprozesse und die Zellteilung muss den Zellen durch die Mitochondrien die benötigte Energie zur Verfügung gestellt werden. Über ein spezielles Enzym, dem Coeruloplasmin, steht Kupfer in enger Beziehung zum Eisenstoffwechsel. Bei einem Kupfermangel ist die Eisenverwertung verschlechtert. Die Kollagenvernetzung und somit die mechanische Festigkeit und Elastizität von Gelenkknorpel und Knochenmatrix ist direkt abhängig von dem kupferhaltigen Enzym Lysyloxidase. Damit spielt Kupfer eine entscheidende Rolle bei der Entstehung von Arthrose und Osteoporose. Der tägliche Kupferbedarf wird mit 1,0–3,0 mg angegeben.

Kupfergehalt verschiedener Lebensmittel je 100 mg

Nahrungsmittel	Kupfergehalt
Spirulina (Mikroalge)	6,1 mg
Rinderleber	3,3 mg
Grüner Tee	2,5 mg
Cashewnüsse	2,0 mg
Sonnenblumenkerne	1,8 mg
Tomaten	1,7 mg
Bohnen	0,6 mg

Kurkuma

Kurkuma (Curcuma longa, Gelbwurz) ist eine Pflanzenart innerhalb der Familie der Ingwergewächse (Zingiberaceae). Sie stammen aus Südasien und werden in den Tropen vielfach kultiviert. Wichtigster pharmakologischer Wirkstoff der Gelbwurz, auch »gelber Ingwer« genannt, ist das Curcumin. Die in einigen Kurkumaarten enthaltenen gelben Farbstoffe, allen voran das Curcumin, weisen u.a. antioxidative, entzündungs- und krebshemmende Wirkungen auf. In den Zellen erhöht Curcumin den Gehalt von Glutathion, dem bedeutendsten körpereigenen Antioxidans. Curcumin spielt eine Rolle bei Krankheitsbildern, die mit fortschreitender Neurodegeneration, wie z.B. Morbus Parkinson oder Morbus Alzheimer, verbunden sind, sowie bei Krebs, Arterienverkalkung und allen entzündlichen Erkrankungen wie Rheuma, Polyarthrose oder den chronisch entzündlichen Darmkrankheiten. Die Polyphenole der Gewürzpflanze haben darüber hinaus verdauungsfördernde Effekte. Kurkuma wirkt anregend auf die Magensaft- und Gallensäureproduktion. Durch die Inhaltsstoffe wird in der Leber mehr Gallensäure ausgeschüttet und dadurch Blähungen und Völlegefühl gelindert. Kurkumaextrakt wird eingesetzt, um die Aktivierung der mitochondrialen Zellatmung zu unterstützen. Durch eine Hemmung der Osteoklasten reduziert es nachweislich den Knochenabbau.

Wir sind in der Praxis in der Lage, Curcumin als Infusionslösung anzubieten. Als Naturstoff reagiert Curcumin mit Licht aus dem Blauspektrum und lässt sich so durch eine intravenöse LASER-Bestrahlung im Organismus aktivieren. Die Therapie mit Low-Level-LASER im Blauspektrum (400–470 nm) wirkt antibakteriell, antiviral und antientzündlich durch eine Stimulation des Immunsystems. So wirkt der Blau-Laser gegen Parasiten, Bakterien und Viren. Eine Verbesserung der Mikrozirkulation wurde nachgewiesen. Eine besondere Wirkung ist die Freisetzung des endothelialen Stickstoffmonoxids (NO). Dieses Molekül ist für das reibungslose Fließen des Blutes an der Gefäßinnenwand, dem Endothel, verantwortlich. Eine endotheliale Dysfunktion ist für viele der heutigen Krankheiten ursächlich. Stickstoffmonoxid spielt als Botenstoff in der Knochenmatrix eine herausragende Rolle bei der Mechanosensitivität (eine empfindliche Reaktion des Körpers auf mechanische Reize). Durch körperliche Aktivität wie Muskelaufbautraining oder Vibrationstraining wird vermehrt Stickstoffmonoxid im Knochen gebildet. Das regt die Aktivität der Osteoblasten zum Knochenaufbau an. Andererseits vermindert eine Immobilisation diese NO-Freisetzung und es beginnt ein rascher Knochenabbau.

Magnesium

Magnesium wirkt in über 600 Enzymen des Körpers mit. Es ist mitbestimmend für die Anzahl und Leistungsfähigkeit der Kraftwerke (Mitochondrien) in unseren Zellen und limitiert somit unmittelbar die Energieversorgung des Körpers. Sicherlich haben Sie schon einmal heftige Wadenkrämpfe nach einer stärkeren körperlichen Anstrengung erlitten, die sich nach Einnahme von Magnesium sofort besserten. Magnesium ist aber auch an der Eiweißsynthese und der Knochenmineralisation beteiligt. Eine Dauerbehandlung mit Magensäureblockern (PPI) kann die Magnesium-Resorption erheblich stören und zu Muskelkrämpfen und Osteoporose führen. Eine schlechte Magnesiumversorgung oder

Magnesiumgehalt verschiedener Nahrungsmittel je 100 g

Nahrungsmittel	Magnesiumgehalt
Weizenkleie	590 mg
Sonnenblumenkerne	395 mg
Cashewnüsse	255 mg
Sojabohnen	250 mg
Erdnüsse, geröstet	182 mg
Paranüsse	160 mg
Haselnüsse	155 mg

ein erhöhter Magnesiumbedarf bedingen eine Vitamin-D-Unterversorgung, denn Magnesium spielt in der Vitamin-D-Synthese eine wichtige Rolle.

Die tägliche Mindestaufnahme von Magnesium beträgt 300–400 mg. Etwa 25 % der Bevölkerung erreichen die empfohlene Tagesmenge nicht. Gute Quellen sind Vollkorngetreide, Nüsse, Hülsenfrüchte und grüne Gemüse.

Omega-3-Fettsäuren

Die drei wichtigsten Omega-3-Fettsäuren sind Eicosapentaensäure (EPA), Docosahexaensäure (DHA) sowie Alpha-Liponsäure (ALA). Klinische Studien belegen einen positiven Effekt eines niedrigen Omega-6/3-Quotienten, da eine enge Wechselwirkung zwischen dem Fett- und dem Knochenstoffwechsel besteht. Mehrfach ungesättigte Fettsäuren wie EPA und DHA haben viele positive Effekte auf unterschiedliche Organsysteme, wie das zentrale Nervensystem, insbesondere bei neurodegenerativen Erkrankungen, im kardiovaskulären System und zur Entzündungshemmung am Bewegungsapparat bei rheumatischen Entzündungen. Es werden auch positive Effekte auf die Knochendichte, die Knochenmikroarchitektur und den Knochenmineralgehalt beschrieben. Algen, Nüsse (täglich 3–5 Walnüsse), Samen, Fischöl, Algenöl, Makrelen, Thunfisch, Lachs und Hering sind reich an Omega-3-Fettsäuren. Fischölkapseln enthalten eine Mischung aus EPA und DHA. Deswegen ist die Substitution der Omega-3-FS in Form von Fischölkapseln besonders gesundheitsförderlich.

Alpha-Liponsäure ist als einziges Antioxidans in der Lage, sowohl in wasserlöslicher als auch in fettlöslicher Umgebung zu wirken. Die schwefelhaltige Säure hilft dem Organismus, oxidativen Stress zu reduzieren, und ist essenziell für die Energieproduktion innerhalb der Mitochondrien (Sportler, Mehrbedarf bei Krankheit), wobei sie antioxidativ gegen freie Radikale wirken kann. Durch ihre wasser- und fettlösliche Eigenschaft kann sie effektiv durch die Zellmembranen in das Innere jeder Zelle des Organismus diffundieren. Sie geht mit Schwermetallen wie Arsen,

Blei, Quecksilber und Cadmium chemische Verbindungen ein, die dadurch vom Körper ausgeschieden werden können, und trägt so zur Schwermetallentgiftung bei. Ferner unterstützt und regeneriert Alpha-Liponsäure andere Antioxidantien wie Vitamin E, C, Coenzym Q10 und Glutathion. Alpha-Liponsäure hilft bei der Reparatur der oxidierten DNS und wird präventiv eingesetzt, um Beschädigungen des Genoms nach Strahlentherapie zu begrenzen. Untersuchungen belegen die Wirksamkeit der Alpha-Liponsäure gegen Diabetes Typ 2, Arteriosklerose und gegen frühzeitige Zellalterung.

OPC

OPC, auch Vitamin P genannt, ist neben Vitamin C das wirkungsvollste Antioxidans mit überdurchschnittlich hohem Zellschutzpotenzial gegen freie Radikale. OPC weist eine besondere Affinität zu Kollagen und Elastin auf. Deshalb verjüngt und schützt es die Haut, das Bindegewebe und die Knorpel-Knochenmatrix. Es wirkt darüber hinaus auch verjüngend auf die Blutgefäßwand.

Quercetin

Quercetin gehört wie Resveratrol zu den Polyphenolen, einer Gruppe sogenannter sekundärer Pflanzenstoffe. Diese geraten als starke natürliche Antioxidantien immer mehr in den Focus der Forschung. Quercetin findet sich in Obst und Gemüse, besonders in Zwiebeln und Knoblauch. Ist es vielleicht das Lang-Lebens-Elixier? Antioxidantien helfen dem Körper, freie Radikale, die den Alterungsprozess beschleunigen und besonders bei chronisch entzündlichen Krankheiten, aber auch bei Stresseinwirkung auf den menschlichen Körper vermehrt entstehen, abzuwehren. Die Auswirkungen von Stress im Körper sind messbar. Lassen Sie Ihren Cortisol-Spiegel bestimmen! Auch die VNS-Messung lässt den Stressfaktor als Sympathikus-Index sichtbar werden. Ein erhöhter Cortison-Spiegel findet sich nicht nur bei langanhaltendem Stress, sondern auch bei chronisch entzündlichen Krankheiten durch den Einsatz von Cortison als Medikament. Die Auswirkungen sind die gleichen. Nahezu jeder zweite Patient mit einer Cortison-Langzeittherapie entwickelt eine Osteoporose. Die glucocorticoidinduzierte Osteoporose (GIO) ist deswegen die gefürchtetste Nebenwirkung einer systemischen Cortisontherapie.

Die Wirkung von Quercetin wurde im Vergleich zum Goldstandard der antiresorptiven Osteoporosetherapie, dem Bisphosphonat Alendronat, untersucht. In einer Studie wurde die Bruchfestigkeit des Knochens unter einer Prednisolontherapie an einer Gruppe mit Alendronat + Quercetin mit einer reinen Quercetingruppe verglichen. Quercetin erhöhte die Knochenaufbaumarker im Blut deutlich, während das Bisphosphonat das naturgemäß nicht kann, da es antiresorptiv wirkt. Die Daten deuten darauf hin, dass Quercetin durch seine den Knochenaufbau stimulierende Wirkung die Folgen einer GIO mildern oder verhindern kann. Sie können Quercetin als Kapseln über das Internet beziehen. Die Dosierung liegt je nach Bedarf bei 200–3000 mg/Tag.

Regacan

Beta-Glucane wie das Regacan gehören zu den pflanzlichen Ballaststoffen. Zahlreiche Nahrungsmittel aus Hafer, Hefe oder Gerste enthalten Beta-Glucane. Es wird eine positive Wirkung auf die Darmschleimhaut, die Stimulation des Immunsystems, den Cholesterinspiegel, den Blutzuckerspiegel, den Blutdruck und auf Entzündungsreaktionen im menschlichen Körper beschrieben. Wenn bei Ihnen ein Leaky-Gut-Syndrom nachgewiesen wurde, besteht die Behandlung vor allem in der Gabe von Regacan zur Erholung der Darmschleimhaut. Ein gesunder Darm mit einem intakten Darmmikrobiom ist auch für Ihre Knochengesundheit entscheidend.

Resveratrol

Resveratrol ist eine pflanzliche Polyphenol-Verbindung mit antioxidativen Eigenschaften, welche in den 1960er-Jahren in der Knöterichpflanze und in den 1970er-Jahren in Weintrauben nachgewiesen wurde. In der Anti-Aging-Medizin ist sie zurzeit eine der am meisten untersuchten Substanzen. Sie ist primär in der Schale von Weintrauben zu finden und schützt die Frucht vor Pilz-, Bakterien- und Virusinfektionen sowie vor schädlichen Umwelteinflüssen wie UV-Strahlung, Ozonbelastung und Toxinen. Das Wirkungsspektrum von Resveratrol ist vielfältig, die abwehrstärkenden Fähigkeiten können sich auch im menschlichen Körper entfalten. Resveratrol reduziert oxidiertes LDL-Cholesterin und damit einen wichtigen Risikofaktor, an Arteriosklerose zu erkranken. Es hat durch seine wasser- und fettlöslichen Eigenschaften ein umfassenderes Wirkungsspektrum als andere Antioxidantien. In Studien konnte belegt werden, dass die antibiotische Polyphenol-Verbindung unterstützend bei Krebserkrankungen, Arteriosklerose, Herzkrankheiten, Alzheimer-Krankheiten, Arthritis, der Ausdauerleistung und bestimmten Autoimmunkrankheiten wirkt. Eine Studie ergab, dass Dosierungen von mindestens 300 mg Resveratrol täglich bei Diabetikern die kardiovaskuläre Gesundheit unterstützten. Die Forscher wiesen eine positive Wirkung auf den systolischen Blutdruck und den Body-Mass-Index (BMI) nach.

Polyphenole sind eine Gruppe bioaktiver Pflanzenstoffe. Dazu zählen Ingwer, Gelbwurz (Kurkuma), Quercetin und Resveratrol. Intensiv untersucht werden zurzeit die krebshemmenden Mechanismen, die auf der Hemmung der Gefäßneubildung und einer Entzündungshemmung beruhen.

Schwarzkümmel

Schwarzkümmel (Nigella sativa, black onion seed) ist ein Gewächs aus der Familie der Hahnenfußgewächse (*Ranunculaceae*) und nicht mit dem Kümmel oder Kreuzkümmel verwandt! Vom Geschmack scharf und pfefferartig, wird der Schwarzkümmel seit Jahrtausenden in der Heilkunde verwendet. Das aus den Samen gewonnene Schwarzkümmelöl wird bei allergischen oder autoimmunen Erkrankungen zur Regulation des Immunsystems verwendet. Die Wirkung ist noch nicht hinreichend analysiert, wird aber bei vielen Autoimmunkrankheiten positiv eingesetzt. Wie der Galgant kann auch der Schwarzkümmel die Nebenwirkungen einer Chemotherapie, die den Magen-Darm-Trakt betreffen, mildern. Durch seinen scharfen Geschmack wirkt Schwarzkümmel appetitanregend und verdauungsfördernd. Der Schwarzkümmel ist eines der Phytopharmaka, die auf empirische Weise die Zusammenhänge von Autoimmunkrankheiten und einem intakten Darmmikrobiom belegen, ohne sie derzeit hinlänglich analysieren und beweisen zu können.

Extra: Neigung zu Osteoporose bei veganer Ernährung

Das Bewusstsein für die eigene Ernährung erfährt in Deutschland seit einigen Jahren einen starken Wandel. In Befragungen im Jahr 2022 bezeichneten sich 55 % der Interviewten als Flexitarier. Flexitarier sind Menschen, die gelegentlich bewusst auf den Konsum von Fleisch verzichten (Bundesministerium für Ernährung und Landwirtschaft Report 2022). 67 % haben ihren Fleischkonsum demnach drastisch reduziert. Ernährten sich im Jahr 2015 6,2 Millionen Bürger vegetarisch/vegan, so waren es 2019 bereits 7,1 Millionen. Wir wissen heute, dass der Verzicht auf den Konsum von Fleisch und Wurst das Risiko für Herz-Kreislauf-Krankheiten, für Diabetes mellitus Typ 2 und auch für bestimmte Krebsarten reduzieren kann. So geben auch 58 % der Befragten gesundheitliche Gründe für den Fleischverzicht an, und 70 % begründen ihren Fleischverzicht mit ethischen Bedenken zum Tierwohl.

Diesen Vorteilen der vegetarischen/veganen Ernährung stehen aber leider auch gewisse Nachteile gegenüber. Unter diesen Ernährungsformen kann es zu Mangelerscheinungen in der Vitamin- und Mineralversorgung kommen. Es ist nachgewiesen, dass Vegetarier/Veganer mit dem Risiko eines Mangels an Vitamin B_2, Vitamin B_{12}, Vitamin D, Omega-3-Fettsäuren, Kalzium, Eisen, Jod, Zink und Selen leben. Diese möglichen Mangelerscheinungen sind mit einem beschleunigten Muskelabbau, einer verminderten Muskelkraft und einer erhöhter Sturzneigung, einer Neurodegeneration mit Störungen in der Trittsicherheit und der Tiefensensibilität mit einer erhöhten Sturzgefahr, Erschöpfung und chronischer Entzündung verbunden. All diese Symptome verschlechtern das Krankheitsbild der Osteoporose.

Ein weiteres Problem der veganen/vegetarischen Ernährung ergibt sich direkt aus dem häufig vorkommenden Vitamin B_6-, B_9- und B_{12}-Mangel: ein erhöhter Homocysteinspiegel. Auch eine Dauerbehandlung mit Magensäureblockern, den Protonenpumpeninhibitoren, kann die Aufnahme von B-Vitaminen negativ beeinflussen und den Homocysteinspiegel erhöhen. Homocystein ist ein Abbauprodukt des Aminosäurestoffwechsels, das die Blutgefäße schädigen kann. Es erhöht das Risiko für Thrombosen, Schlaganfall, Myokardinfarkt und Demenz. Erhöhtes Homocystein gilt auch als Risikofaktor für osteoporotische Knochenbrüche. Durch die Vitamine B_6, B_9 und B_{12} kann Homocystein unschädlich gemacht und vom Organismus ausgeschieden werden. Homocystein-Werte von > 10 µmol/Liter gelten als Risikofaktor für eine Osteoporose.

Eine Beobachtungsstudie des St. Vincent Krankenhauses Wien und der Medizinischen Universität Wien über fünf Jahre kommt zu dem Schluss, dass vegan Lebende eine niedrigere Knochendichte ausweisen als Allesesser. Laut einer Studie der Oxford University erleiden 11 % der Vegetarier und sogar 50 % der Veganer Frakturen. Ursächlich wird eine verminderte Kalzium- und vor allem Proteinaufnahme angenommen. Es ist erwiesen, dass Vegetarier/Veganer ohne Substitution unter einem Kalziummangel leiden. Durch sportliche Aktivität wie Radfahren, Gewichtheben oder Schwimmen konnte zwar positiv Einfluss auf die Knochenmikroarchitektur genommen werden, jedoch bleibt bei Veganern die Knochenstruktur auch mit Sport hinter der von sportlich inaktiven Allesessern zurück. Allein mit Sport können also strukturelle Defizite im Knochen, die durch ein mögliches Mineral- und Spurenelemente-Defizit entstehen, nicht ausgeglichen werden.

Zur Prophylaxe der erwähnten Mangelzustände werden folgende Maßnahmen empfohlen:

Erhöhen Sie die Zufuhr von Proteinen in Form von Hülsenfrüchten, Nüssen, Vollkorngetreide, Ölsamen, Kartoffeln und Soja. Achten Sie besonders auf die ausreichende Zufuhr der essenziellen Aminosäuren. Essenzielle Aminosäuren braucht der menschliche Organismus unbedingt, kann er aber nicht selbst herstellen. Dazu zählen die Aminosäuren Isoleucin, Leucin, Lysin, Methionin, Phenylalanin, Threonin, Tryptophan und Valin. Zur Substitution empfiehlt sich der Verzehr von Proteinriegeln, Power Shakes, Nussriegeln oder Molke-Eiweiß.

FALL-BEISPIEL

Familiäre Disposition – der Fall Frau C. V.

Frau V. (63 Jahre) mit schlanker und sportlich-aktiver Erscheinung hatte im Dezember 2020 bei einem Sturz einen niedrigtraumatischen Oberschenkelhalsbruch erlitten. Nach der operativen Versorgung suchte sie meine Osteoporose-Spezialsprechstunde auf, um das weitere Vorgehen zu planen. Seit der Operation nahm sie bereits Kalzium und Vitamin D ein, worüber ich sehr froh war, da das nach einem altersbedingten Knochenbruch nach wie vor nicht zur Regelversorgung gehört. In der Anamnese gab Frau V. an, dass bereits ihre Mutter einen Schenkelhalsbruch erlitten hatte.

Frau V. ernährte sich seit Jahren vegetarisch. Ihr BMI war mit 18 zu niedrig und stellte ein weiteres Risiko für eine Osteoporose dar. Es bestand eine bekannte sensomotorische Polyneuropathie. Ursache hierfür ist mit hoher Wahrscheinlichkeit ein häufig bei Veganern und Vegetariern zu beobachtender Vitamin-B-Mangel. Eine Polneuropathie erhöht zusätzlich die Sturzgefahr. Der Vitamin-B-Mangel führt in der Folge auch zu einer Erhöhung des Homocysteinspiegels im Blut. Das Homocystein war bei Frau V. mit 12,0 µmol/l erhöht. Es stellt ebenso einen Risikofaktor für osteoporotische Knochenbrüche und für kardiovaskuläre Erkrankungen dar.

In der Bio-Impedanzanalyse zur exakten Untersuchung der Körperzusammensetzung bestätigte sich der Verdacht auf einen reduzierten Ernährungszustand. Der Anteil des Körperwassers war im Verhältnis zum Körpergewicht zu hoch und die Körperzellmasse zu gering. Die Muskelleistungstests (geriatrisches Sturzassessment, SPPB) und die Sarkopenie-Parameter (Gehgeschwindigkeit, Wadenumfang, Handkraft, BIA) waren auffällig. Die Knochendichtemessung bestätigte eine Osteoporose als Ursache für den Oberschenkelhalsbruch (T-Score an der Wirbelsäule –3,7 SD, an der Hüfte –2,9 SD). Das 10-Jahres-Knochenbruchrisiko war bei Frau V. sehr stark erhöht und eine spezifische Therapie der Osteoporose dringend geboten, wollten wir weitere Brüche verhindern.

Wegen des sehr hohen Riskos für eine Anschlussfraktur der anderen Hüfte entschieden wir uns gemeinsam für das moderne Medikament Romosozumab, das erst wenige Jahre auf dem europäischen Arzneimittelmarkt zugelassen ist. Es handelt sich um ein Mittel, das in der Lage ist, den Knochen wieder aufzubauen, also osteoanabol zu behandeln. Neueste Vergleichsstudien der Medikamente gegen Osteoporose zeigen doch Unterschiede im Wirkungsprofil und in der Schnelligkeit, mit der positive Effekte am Knochen eintreten. Mit den heute zur Verfügung stehenden Medikamenten kann der Spezialist zielgenau in den Knochenstoffwechsel eingreifen. Das setzt allerdings die Überprüfung der Therapie durch Labormessungen und genügend Erfahrung in der Behandlung voraus.

Frau V. wurde angehalten, die Proteinaufnahme trotz vegetarischer Ernährung zu optimieren und eine Mindestmenge von 60–80 g Eiweiß pro Tag zu sich zunehmen. Der notwendige Energiebedarf wurde ermittelt und die Patientin gebeten, die absolut notwendige Energiezufuhr sicherzustellen. Es erfolgte zusätzlich eine Vitamin-B- und D-Substitution. Da die Patientin bereits sportlich aktiv war, konnte sie zu einem standardisierten Trainingsprogramm motiviert werden. Leider kam es zwischenzeitlich zur Verschlechterung einer Bandscheibensymptomatik, die eine konservative Schmerztherapie erforderte. Nach einem Jahr knochenaufbauender Therapie wurde eine umfangreiche Kontrolluntersuchung durchgeführt. Frau V. wog zum Zeitpunkt der Kontrolle 64,3kg (+6,6 kg). Alle Sturzparameter hatten sich wesentlich gebessert. Der Homocysteinwert hatte sich von 12,0 µmol/l auf 7,05 µmol/l ebenso normalisiert wie die B-Vitamine und das Gesamt-Eiweiß. Die Knochendichte an der Hüfte hatte um 11 %, an der Wirbelsäule um 8,6 % zugenommen! Das Risiko für eine weitere Hüftfraktur hatte sich dadurch von 7,1 % auf 4,3 % verringert (FRAX). Nach dieser sehr schönen Verbesserung durch die knochenaufbauende Behandlung wurde nun eine erhaltende antiresorptive Therapie mit halbjährlichen Injektionen begonnen.

Ambulantes Osteologisches Schwerpunktzentrum DVO

Praxis Orthopädie XXXXXX Dr. med. T. König, 34414 Warburg * Hauptstrasse 8 * Tel.: 05641-3535
Telefon: www.orthopaedie-warburg.de

Patient:	XXXXXXXX			**Überweisender Arzt:** Dr.	XXXXXXXXX
Geburtsdatum:		**Alter:**	62,5 Jahre	**Patientenkennung:**	50900e
Größe:	175,0 cm	**Gewicht:**	57,7 kg	**Gemessen:**	03.03.2021 09:12:21 (16 [SP 1])
Geschl.:	Weiblich	**Ethnische:**	Weiß	**Analysiert:**	03.03.2021 09:35:53 (16 [SP 1])

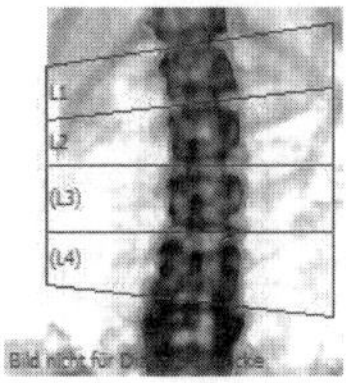

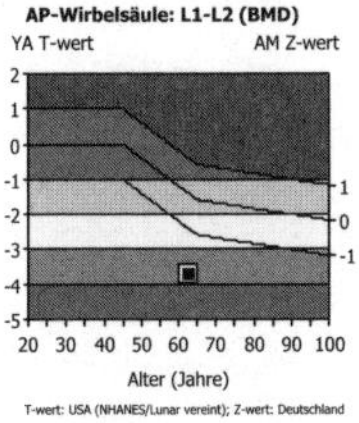

Bereich	BMD (g/cm²)	YA (%)	YA T-wert	AM (%)
L1	0,705	62	-3,5	73
L2	0,743	62	-3,8	72
L3	0,814	68	-3,2	79
L4	0,897	75	-2,5	87
L1-L2	0,725	62	-3,7	73

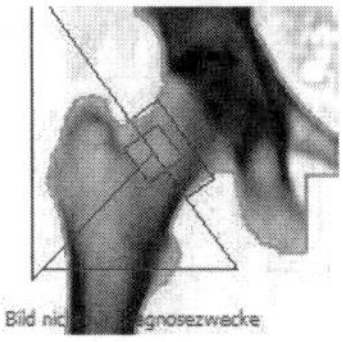

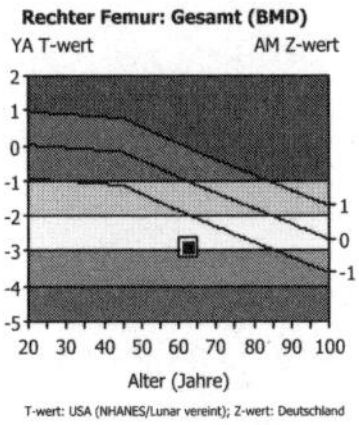

Bereich	BMD (g/cm²)	YA (%)	YA T-wert	AM (%)
Hals	0,637	61	-2,9	77
Gesamt	0,646	64	-2,9	73

Laut Statistik sind 68% der Folge-Scans im Bereich von 1SA (± 0,020 g/cm² für AP-Wirbelsäule L1-L2); (± 0,012 g/cm² für Rechter Femur Gesamt); T-wert: USA (Vereint NHANES (Alter 20-30) / Lunar (Alter 20-40)) AP-Wirbelsäule; Weiblich; Weiß Referenzbevölkerung (v113); T-wert: USA (Vereint NHANES (Alter 20-30) / Lunar (Alter 20-40)) Femur; Weiblich; Weiß Referenzbevölkerung (v113); Z-wert: Deutschland AP-Wirbelsäule Referenzbevölkerung (v113) Übereinstimmung nach Alter, Geschl., Ethnischer; Z-wert: Deutschland Rechter Femur Referenzbevölkerung (v113) Übereinstimmung nach Alter, Geschl., Ethnischer

Erstellungsdatum: 03.03.2021 09:36:15 16 [SP 1]; Dateiname: x0wdpq2sqb.dfx; AP-Wirbelsäule; 76:3,00:50,03:12,0 0,00:9,54 0,60x1,05 16,5:%Fett=13,6%; 0,00:0,00 0,00:0,00; Scanmodus: Standard; 37,0 µGy; Rechter Femur; 76:3,00:50,03:12,0 0,00:10,74 0,60x1,05 14,2:%Fett=24,2%; 0,00:0,00 0,00:0,00; Halswinkel (deg)= 54; Scanmodus: Standard; 37,0 µGy

GE Healthcare | Seite: 1 von 1 | Lunar Prodigy Advance 1RPA+130547

Zustand bei Frau V. zu Therapiebeginn

Nach einem weiteren halben Jahr überraschte uns die Patientin mit der Aussage: »Ich möchte keine weitere Behandlung mehr. Ich bin alles leid. An irgendetwas muss man ja schließlich sterben!« Obwohl Frau V. gerade einmal zwei Jahre die Osteoporosetherapie erhielt, machte sich bereits eine Therapiemüdigkeit bemerkbar. Die Therapietreue (Compliance) ist bei Erkrankungen, die lebenslang bestehen, ein wichtiges Thema. Ist die Akutphase mit einer Fraktur erst einmal überwunden, verringert sich der Leidensdruck doch erheblich. Der Leidensdruck, so unangenehm er für den Patienten sein mag, ist aber der Verbündete des Arztes. Besteht ein hoher Leidensdruck, ist der Patient viel leichter zu motivieren. So gelingt es mir zum Beispiel häufig, die Patienten mit einem akuten und schmerzhaften osteoporotischen Knochenbruch vom Nichtrauchen zu überzeugen. Vielleicht hatte es der Patient bis dahin schon versucht, war von der Schädlichkeit des Nikotinkonsums sogar überzeugt. Aber aufhören konnte er bisher nicht. Jetzt aber, im Angesicht der Diagnose und der Schmerzen, ist die Motivation hoch genug. Lässt der Leidensdruck unter der Therapie nach, schwindet die Motivation. Die Bemühung um die kaloriengerechte, eiweißreiche Ernährung lässt genauso nach wie die sportlichen Aktivitäten oder die Einsicht in die lebenslang erforderliche Therapie. Nur in wenigen Fällen einer weniger stark ausgeprägten Osteoporose ohne Risikofaktoren ist es vertretbar, die Therapie zu pausieren, dann ist aber eine regelmäßige Kontrolle der Laborparameter erforderlich, um frühzeitig einen Anstieg der Knochenabbauparameter zu erfassen und die Therapie wieder aufzunehmen. Im Fall von Frau V. hätten wir beim Absetzen der Therapie das erzielte Ergebnis aufs Spiel gesetzt. Die Knochendichte fällt in dieser Situation sehr rasch auf die Ausgangswerte oder sogar darunter und das Frakturrisiko nimmt stark zu. Häufig treten nach einem unkontrollierten Absetzen der Therapie mit osteoanabolen Präparaten (Romosozumab, Teriparatid) oder mit Denosumab multiple Wirbelkörperbrüche auf! Diese Entwicklung wird als Rebound-Phänomen bezeichnet. Mein Team und ich konnten Frau V.

Osteoporose Schwerpunktzentrum

Orthopädie Dr. med. T. König, 34414 Warburg * Hauptstrasse 8 * Tel.: 05641-3535
Telefon: www.orthopaedie-warburg.de

Patient:	XXXXXXX			**Überweisender Arzt:**	Dr. XXXXXXXXX
Geburtsdatum:		**Alter:**	63,6 Jahre	**Patientenkennung:**	50900e
Größe:	175,0 cm	**Gewicht:**	64,3 kg	**Gemessen:**	18.03.2022 09:43:44 (16 [SP 1])
Geschl.:	Weiblich	**Ethnische:**	Weiß	**Analysiert:**	18.03.2022 09:50:38 (16 [SP 1])

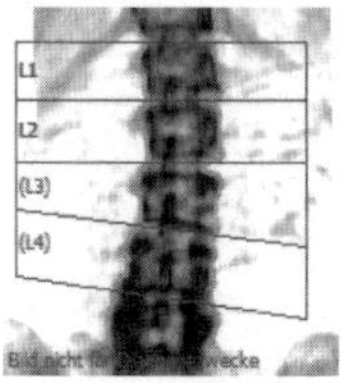

AP-Wirbelsäule: L1-L2 (BMD)

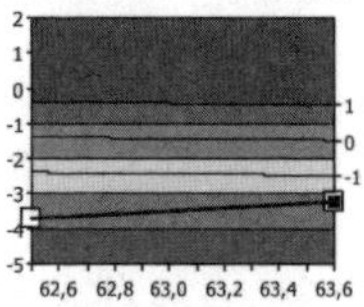

T-wert: USA (NHANES/Lunar vereint); Z-wert: Deutschland

Trend: L1-L2

Gemessenes Datum	Gemessenes Alter	BMD (g/cm²)	Ändern gegenüber Vorherige (g/cm²)	Ändern gegenüber Vorherige (%)
18.03.2022	63,6	0,787	0,062 *	**8,6** *
03.03.2021	62,5	0,725	-	-

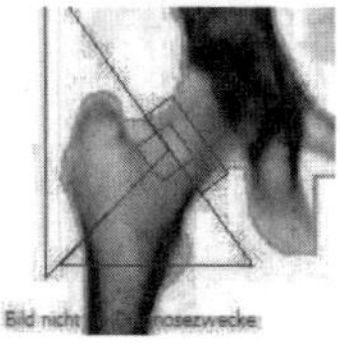

Rechter Femur: Gesamt (BMD)

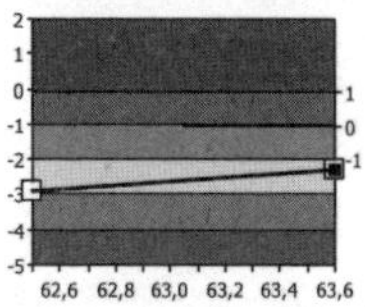

T-wert: USA (NHANES/Lunar vereint); Z-wert: Deutschland

Trend: Gesamt

Gemessenes Datum	Gemessenes Alter	BMD (g/cm²)	Ändern gegenüber Vorherige (g/cm²)	Ändern gegenüber Vorherige (%)
18.03.2022	63,6	0,717	0,071 *	**11,0** *
03.03.2021	62,5	0,646	-	-

(*) Weist auf Basis des 95% Konfidenzintervalls auf eine signifikante Änderung hin. (LSC= 0,055 g/cm² für AP-Wirbelsäule L1-L2); (LSC= 0,033 g/cm² für Rechter Femur Gesamt); Laut Statistik sind 68% der Folge-Scans im Bereich von 1SA (± 0,020 g/cm² für AP-Wirbelsäule L1-L2); (± 0,012 g/cm² für Rechter Femur Gesamt)
Erstellungsdatum: 18.03.2022 10:04:10 16 [SP 1]; Dateiname: 2vmx8r2sqb.dfx; AP-Wirbelsäule; 76:3,00:50,03:12,0 0,00:9,60 0,60x1,05 17,4:%Fett=19,4%; 0,00:0,00 0,00:0,00; Scanmodus: Standard; 37,0 µGy; Rechter Femur; 76:3,00:50,03:12,0 0,00:10,86 0,60x1,05 15,4:%Fett=30,3%; 0,00:0,00 0,00:0,00; Halswinkel (deg)= 54; Scanmodus: Standard; 37,0 µGy

Es ist an allen Messorten unter der Therapie mit Romosozumab zu einer sehr guten Zunahme des Knochenmineralgehaltes gekommen.
Die Therapie sollte nun auf ein Antiresorptivum (**Denosumab**) umgestellt und im übrigen beibehalten werden.
Die derzeitige **Kalziumaufnahme** liegt mit etwa 1700 mg/Tag (incl. Substitution 600mg/Tag) im guten Normbereich.

GE Healthcare | Seite: 1 von 1 | Lunar Prodigy Advance 1RPA+130547

Sichtlich bessere Ergebnisse nach einem Jahr der Osteoporosetherapie

schließlich durch eine psychologische und ärztliche Intervention von einer Anschlusstherapie mit einem Bisphosphonat in Tablettenform überzeugen. Bei Bisphosphonaten kennen wir das Rebound-Phänomen nicht, da die Wirkstoffe sehr lange im Knochengewebe verweilen.

Selen

Ein unzureichender Selenspiegel im Serum kann das allgemeine Wachstum und den physiologischen Knochenstoffwechsel verzögern. Beim Menschen werden verringerte Selenkonzentrationen im Serum mit einer verringerten Knochenmineraldichte in Verbindung gebracht.

Selen ist ein essenzieller Nährstoff. Es hat Antioxidationswirkung und ist an der Aufrechterhaltung des zellulären Gleichgewichts, der Regulation von Entzündungsprozessen und der Differenzierung von Knochenzellen beteiligt. Es ist bekannt, dass selenhaltige Proteine von Osteoblasten bei einer Osteoarthropathie produziert werden, um die Knochenzellen vor oxidativem Stress zu schützen. Verminderte Selenspiegel werden mit Skeletterkrankungen wie der Kashin-Beck- und der postmenopausalen Osteoporose in Verbindung gebracht. Darüber hinaus scheint die Selenzufuhr in einem umgekehrten Verhältnis zum Risiko von Hüftfrakturen zu stehen. Jüngste Daten deuten darauf hin, dass sich eine verminderte Selenkonzentration auch bei Männern auf die Knochenmasse auswirken kann. Der Tagesbedarf für Selen liegt bei 60–70 μg.

Selengehalt verschiedener Lebensmittel je 100 g	
Nahrungsmittel	**Selengehalt**
Paranüsse	1917 µg
Kokosnuss	810 µg
Steinpilze	184 µg
Hering	43 µg
Weizenkleie	30–60 µg
Rosenkohl	18 µg
Eier	10 µg

Silizium

Dass Silizium auf die Qualität des Bindegewebes Einfluss nimmt, ist unbestritten. Allerdings gibt es keine evidenzbasierten Studien, die die Auswirkungen von Silizium auf die Knochengesundheit oder auf die Frakturrate beweisen. In der Naturheilkunde wird das Spurenelement als Kieselsäure oder Siliziumdioxid bei verschiedenen Erkrankungen eingesetzt.

Silizium ist in Verbindung mit der Aminosäure Lysin und dem Spurenelement Kupfer für die Quervernetzung des Kollagens im Bindegewebe von Knochen und Knorpel zu einem stabilen, belastbaren dreidimensionalen Netzwerk verantwortlich. Entlang dieses Kollagennetzwerkes können sich in einem weiteren Schritt die Kalziumkristalle anlagern (Hydroxylapatit), die der Knochensubstanz die Festigkeit verleihen. Ohne dieses Netzwerk gibt es keine ausreichende Mineralisation des Knochens mit Kalzium und keine Stabilität und Belastbarkeit des Gelenkknorpels! Darüber hinaus bindet Silizium in der Grundsubstanz von Knorpel und Knochen Wasser und hält so einen Quelldruck aufrecht, der die Nährstoffdiffusion ermöglicht und die Grundsubstanz elastisch und flexibel hält. Im Knorpel verhindert dieser Quelldruck schädigende Belastungsspitzen.

Silizium nehmen Sie über Obst, Gemüse und vor allem Vollkornprodukte aus Hirse, Gerste, Hafer und Weizen auf. Aber auch Mineralwasser, bestimmte Algen und heimische Pflanzen wie der Ackerschachtelhalm (s. S. 222 f) liefern wertvolles Silizium. Sie können Silizium als Kieselsäure substituieren. Die empfohlene Aufnahme beträgt 5–20 mg pro Tag.

Silizumgehalt verschiedener Lebensmittel je 100 mg

Nahrungsmittel	Siliziumgehalt
Hafer	40 mg
Hirse	40 mg
Kartoffeln	6,0 mg
Erdnüsse	5,0 mg
Bier	3,0–6,0 mg
Eier	3,0 mg
Kuhmilch	3,0 mg

Vitamin B_9

Für Vitamin B_9 (Folsäure) liegt sowohl bei Männern als auch Frauen in Deutschland die Aufnahme unter der empfohlenen Mindestmenge. 79 % der Männer und 86 % der Frauen erreichen diese nicht. Mit zunehmendem Lebensalter steigt der Anteil der Unterversorgten an. Bei den Senioren liegt der Anteil bei über 90 %! Folsäure reguliert die Zellteilung und Zelldifferenzierung. Das ist wichtig für die Gewebe- und Blutneubildung. Vitamin B_9 steht über den Homocysteinstoffwechsel in enger Beziehung zum Vitamin B_{12}. Gemeinsam verhindern sie Arteriosklerose durch den Abbau des Risikofaktors Homocystein. Der Tagesbedarf beträgt etwa 400 µg. Gute Quellen sind: Leber, Spinat, Brokkoli, Spargel, Rosenkohl und Getreide. Den am schlechtesten versorgten Männern und Frauen fehlen circa 150–180 µg Folsäure. Eine Folsäure-Substitution kann bei Bluthochdruck, niedrigen Thrombozytenwerten und hohen Homocysteinwerten das Risiko für einen Schlaganfall deutlich reduzieren. Sehr oft tritt ein Folsäuremangel als Folge von erhöhtem Alkoholkonsum, Erkrankungen der Magenschleimhaut, des Dünndarms, bei Lebererkrankungen oder auch durch Medikamenteneinnahme auf. Bei Frauen ist der Folsäurebedarf unter der Einnahme von empfängnisverhütenden Mitteln sowie innerhalb der Schwangerschaft erhöht. Bei allen Erkrankungen des Herz-Kreislauf-Systems, beispielsweise der Arteriosklerose, sollte auf eine ausreichende Folsäureversorgung geachtet werden.

Vitamin B_{12}

Bei niedrigem Spiegel von Vitamin B_{12} (Cobalamin) ist häufig die Aufnahme im Magen gestört (chronisch-atrophe Gastritis im Alter, Dauereinnahme von Protonenpumpenhemmern), oder es liegt eine zu geringe Zufuhr aufgrund der Ernährungsgewohnheiten vor. Vitamin B_{12} ist wichtig für das Zellwachstum und die Zellteilung (Nervenzellen, Regeneration, Anti-Aging). Ebenso wichtig ist es für die Blutbildung. Zu wenig Cobalamin (Abhängigkeit von der Zufuhr des Spurenelementes Cobalt) macht vergesslich, müde und dick. Die klinische Datenlage beweist die Bedeutung eines ausreichenden Vitamin-B-Spiegels (B_6, B_9, B_{12}) bei neuropathischen Schmerzen, Fibromyalgie oder Fatigue (Erschöpfung). Nur bei parenteraler Gabe als Injektion/Infusion kann eine ausreichend hohe Versorgung sichergestellt werden!

Gute Nahrungsquellen für Vitamin B_{12} sind tierische Lebensmittel wie Leber, Fleisch, Fische, Eier sowie Milch und Milchprodukte. Als Mangelsymptome treten Kribbeln und Kältegefühle in Händen und Füßen, Erschöpfung und Schwäche, Anämie und Konzentrationsstörungen auf. Die empfohlene tägliche Aufnahme liegt bei 1000–6000 µg.

Vitamin C

Vitamin C, die Ascorbinsäure, ist wichtig für ein intaktes Immunsystem. Das weiß jeder. Aber es macht auch gute Laune, hilft bei der Wundheilung durch eine verbesserte Kollagensynthese, stimuliert das Wachstum und die Entwicklung und sorgt für eine effektive Fettverbrennung. Zu wenig macht müde, unkonzentriert und lustlos. In Kombination mit Vitamin E ist Vitamin C ein starkes Antioxidans. Bei guter Vitamin-C-Versorgung kann der Organismus fünfmal mehr Eisen aus der Nahrung verwerten und ist damit leistungsfähiger. Mehr Eisen führt zu einem effektiveren Sauerstofftransport in die Gewebe und Organe. Das bedeutet mehr Energie vor Ort.

Als Radikalfänger und Antioxidans macht Vitamin C besonders in Kombination mit Vitamin E, Coenzym Q10 und Omega-3-Fettsäuren zur Behandlung chronischer Entzündungen wie Rheuma oder der silent inflammation von sich reden. Es ist außerdem ein außerordentlich effektives, natürliches Mittel zur Krebsabwehr. Daneben ist Vitamin C für die Kollagensynthese im Knochen, für die Knochenmineralisation mit Kalzium, die Knorpelsynthese bei Arthrose und die Erhaltung der Elastizität und Dichtheit der Blutgefäßwand und zur Vorbeugung einer Arteriosklerose unabdingbar. Das Risiko für Arteriosklerose und Herzinfarkt kann mit Vitamin C drastisch reduziert werden. Der schwere Vitamin-C-Mangel, Skorbut, wie er früher bei Seeleuten auftrat, zeigte sich durch ausgedehntes Zahnfleischbluten, Zahnverlust, Entzündungen und Knochenwachstumsstörungen.

Hoch dosiertes Vitamin C als Infusion in Kombination mit Vitamin E senkt das Risiko für Altersdemenz und in Kombination mit Betacarotin auch das für Grauen Star, die altersbedingte Linsentrübung. Intravenöses Vitamin C ist ein sicheres, breit wirksames Mittel gegen Virusinfektionen. Die Dosierung liegt dabei je nach Schweregrad der Erkrankung zwischen 50–200 mg/kg Körpergewicht und Tag. Hohe Dosierungen sind wegen der Magen-Darm-Verträglichkeit nur durch eine langsame Infusion zu verabreichen.

Als besonders wirksam haben sich natürlich vorkommende Kombinationen von Vitamin C mit sekundären Pflanzenstoffen erwiesen. Zur täglichen Substitution sollten Sie deswegen keine künstlichen Ascorbinsäure-Präparate, sondern natürliche Quellen wie Acerola, Kamu-Kamu, Grapefruit, Orangen oder Hagebutten und frische Gemüse verwenden. Die tägliche Zufuhr sollte 3–5 g in mehreren Einzeldosen betragen.

Vitamin D

Streng genommen ist Vitamin D kein Vitamin, da der Mensch in der Lage ist, Vitamin D aus chemischen Vorstufen selbst zu synthetisieren. Damit ist es der Definition gemäß ein Hormon. Wir sprechen auch vom Sonnen-Hormon. Die Menge des selbst synthetisierten Vitamin D schwankt jahreszeitlich je nach Sonneneinstrahlung sehr stark. In der Tierwelt signalisiert ein fallender Vitamin-D-Spiegel den herannahenden Winter. Tiere, die Winterruhe oder Winterschlaf halten, werden so stimuliert, sich die entsprechenden Fettreserven für den Winter anzufuttern. Sollten Sie also unter Gewichtsproblemen leiden und Schwierigkeiten beim bewussten Abnehmen kennen, dann lassen Sie doch mal Ihren Vitamin-D-Spiegel bestimmen. In einer Vitamin-D-Mangelsituation können Sie niemals abnehmen!

Der Vitamin-D-Spiegel ist aber auch abhängig von der Zufuhr der Hormonvorstufen mit der Nahrung und der altersabhängigen Syntheseleistung in der Haut, der Leber und den Nieren. Mit dem Alter lässt die Syntheseleistung beim Menschen sehr stark nach. Auch krankheitsbedingt kann ein wesentlich gesteigerter Vitamin-D-Bedarf vorliegen. Mit steigender körperlicher Belastung nimmt der Vitamin-D-Bedarf zu und kann bis auf 8000 IE täglich steigen (Leistungssport, Rekonvaleszenz).

Laut Nationaler Verzehrstudie nehmen Männer und Frauen den Hauptanteil an Vitamin D, etwa 30 %, über fetten Meeresfisch (Lachs, Heilbutt, Aal, Makrele, Hering) und Meeresfrüchte auf. Weitere wichtige Lieferanten sind Eier, Milch- und Milchprodukte, Fleisch und Pilze. Allerdings liegt in allen Altersgruppen die Vitamin-D-Zufuhr in Deutschland unter der empfohlenen Menge. Ab einem Alter von 60 Jahren liegt der Referenzwert zur Prävention von Osteoporose bei 10 µg/Tag. Insgesamt erreichen 82 % der Männer und 91 % der Frauen die empfohlene tägliche Zufuhr von Vitamin D nicht. Da auch keine altersabhängige Anpassung der Vitamin-D-Zufuhr erfolgt, erreichen unter den Senioren 94 % der Männer und 97 % der Frauen nicht die erforderliche Mindestzufuhr an Vitamin D. Ein Vitamin-D-Spiegel von < 20 µg/l ist mit einem erhöhten Risiko für Schenkelhalsfrakturen und periphere Knochenbrüche assoziiert.

Die Vorstufe des Vitamin D wird in den Kraftwerken unserer Zellen, den Mitochondrien, aus Cholesterin gebildet, in der Haut unter Sonneneinstrahlung (UVB-Anteil) in Cholecalciferol umgewandelt und in der Leber sowie in den Nieren in die aktive Form 1,25-Dihydroxy-Cholecalciferol umgewandelt. Unsere Lebensweise (überwiegender Aufenthalt in geschlossenen Räumen, zu geringer Fischverzehr, wachsende Bedeutung der Verwendung von Sonnencremes), aber auch die altersbedingten Hautveränderungen und eine nachlassende Nieren- und Leberfunktion im Alter lassen die endogene Vitamin-D-Synthese im Alter sinken und den Bedarf wachsen.

Extra: Berechnen Sie Ihren Vitamin-D-Bedarf

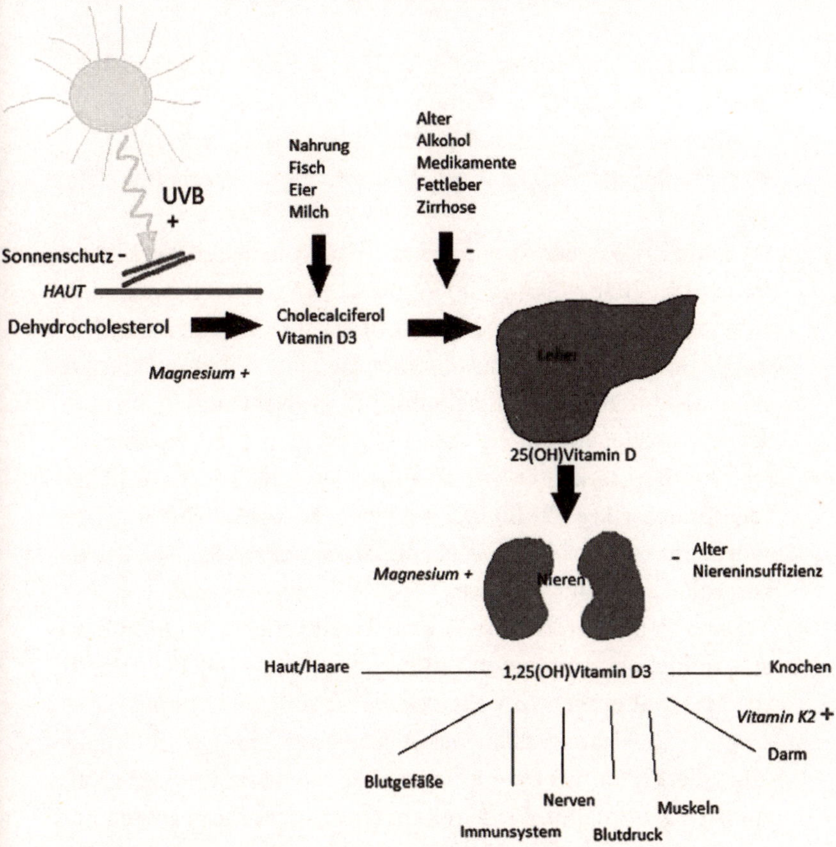

So gewinnt der Körper Vitamin D: die Vitamin-D-Synthese

Für die Frage »Wie hoch muss die Vitamin-D-Substitution dosiert werden, damit innerhalb der nächsten 6–8 Wochen eine Vitamin-D-Konzentration von 75 nmol/l (Normwert) erreicht wird?« verwende ich in meiner Sprechstunde folgende Formel zur Berechnung des individuellen Vitamin-D-Defizits:

Gesamtdosis Vitamin D [IE] = 40 × (75 – aktueller Vitamin-D-Spiegel [nmol/l]) × Körpergewicht [kg]

Beispielrechnung: Ihr aktueller Vitamin-D-Spiegel liegt bei 26,46 nmol/l. Sie wiegen 82 kg. Dann beträgt Ihr Vitamin-D-Defizit:

40 x (75 –26,46) × 82,0 kg = 159 211 Internationale Einheiten IE

Sie sollten also in den kommenden acht Wochen je 20 000 Einheiten (8 x 20 000 IE = 160 000 IE) Vitamin D wöchentlich **zusätzlich** zum täglichen Minimalbedarf von 1000–2000 IE einnehmen, um das Defizit zu decken. Wenn Sie Ihren täglichen Vitamin-D-Bedarf ebenfalls durch regelmäßige Substitution (Nahrungsergänzung) decken, so benötigen Sie etwa 272 000 Einheiten Vitamin D (160 000 IE, um das Defizit zu füllen, und 2000 IE natürlicher Tagesbedarf = 112 000 IE). Das sind zwei Kapseln à 20 000 IE pro Woche für sechs bis acht Wochen. Danach sollten Sie eine Laborkontrolle durchführen lassen.

Da es sich beim Vitamin D um ein fettlösliches Vitamin handelt, sollten Sie es immer in Verbindung mit einer leicht fetthaltigen Mahlzeit einnehmen. Eine Überdosierung mit Vitamin D ist möglich, da Vitamin D im Fettgewebe gespeichert wird. Primär führt die Vitamin-D-Überdosierung zu einer Erhöhung des Kalziumspiegels im Blut, da mehr Kalzium aus dem Darm aufgenommen, mehr Kalzium aus dem Knochen freigesetzt und vermehrt Kalzium in den Nieren zurückgewonnen wird. So ist es möglich, dass in den Nieren Kalziumsteine entstehen, was zu einem Nierenversagen führen kann. Sollten Sie eine Nierenstein-Anamnese haben, so nehmen Sie Vitamin D nur nach ärztlicher Rücksprache ein. Bei einer Überdosierung treten ein vermehrtes Durstgefühl, Übelkeit, Erbrechen und Kopfschmerzen auf. Persönlich habe ich in 30 Jahren Praxistätigkeit nur ein einziges Mal eine klinisch relevante Vitamin-D-Überdosierung gesehen, dafür aber ungezählte Fälle schwerster Mangelerscheinungen mit teils verheerenden Folgen!

Immer wieder treten Unsicherheiten über die Einnahmemodalitäten für Vitamin D auf. Sollte man Vitamin D täglich, wöchentlich oder monatlich einnehmen? Sind Tropfen besser als Kapseln? Grundsätzlich richtet sich das Einnahmeintervall nach der Zulassung des entsprechenden Mittels. Das von mir bei schwerem Vitamin-D-Mangel verwendete Vicotrat® zur Injektion hat eine Zulassung zur Prophylaxe und Behandlung eines nachgewiesenen Vitamin-D-Mangels bei Malabsorption. Das oft eingenommene Dekristol® 20 000 IE hat eine Zulassung zur Anfangsbehandlung von Vitamin-D-Mangelzuständen. Vitamin D in Form des erhältlichen Dedrei® ist zur Vorbeugung von Vitamin-D-Mangel bei chronischen Darmerkrankungen, Rachitis und Osteomalazie sowie unterstützend bei Osteoporose zugelassen. Die weit verbreiteten Vigantoletten® 1000 IE täglich haben eine Zulassung bei Osteoporose. Eine Vitamin-D-Substitution sollte bevorzugt regelmäßig, täglich 800–2000 IE oder wöchentlich 10 000 IE erfolgen. Ich bevorzuge eine fixe Kombination mit Vitamin K_2.

Vitamin E

Vitamin E wirkt in Kombination mit Vitamin C als Antioxidans und Radikalfänger an der Zellmembran und schützt so nachweislich vor Herzinfarkt und Arteriosklerose. In Kombination mit Vitamin C und Vitamin D ist Vitamin E an der Kollagensynthese in der Knorpel- und der Knochenmatrix beteiligt. Deshalb ist es bei Gelenkentzündungen wie Rheuma, bei Gelenkverschleiß, aber auch bei Osteoporose hilfreich einzusetzen. Bei einem Vitamin-E-Mangel scheinen Defekte in der Kollagenvernetzung aufzutreten. Da Vitamin E fettlöslich ist, sollten Sie es immer mit oder kurz nach der Nahrungsaufnahme einnehmen. Am besten kombinieren Sie die Zufuhr mit der Einnahme von Omega-3-Fettsäuren.

Vitamin K

Vitamin K ist wichtig für die Regulation der Blutgerinnung. Aber es ist auch ein Kofaktor von Enzymen, die an der Knochenmineralisation beteiligt sind. Ein Vitamin-K-Mangel kann mit einer geringeren Knochendichte und einer erhöhten Knochenbruchgefahr bei älteren Frauen einhergehen. Störungen der Darmflora (Darm-Biota) durch chronisch entzündliche Darmkrankheiten, durch Missbrauch von Abführmitteln, Pilzbefall, Antibiotika- oder Chemotherapie können mit einem Vitamin-K-Mangel einhergehen.

Eine Studie konnte belegen, dass Menschen, die sich über einen zehnjährigen Beobachtungszeitraum von Nahrungsmitteln mit hohem Anteil an natürlichem Vitamin K_2 mit mindestens 32 µg täglich ernährten, deutlich weniger Kalziumablagerungen in den Arterien und eine weit bessere Herz-Kreislauf-Gesundheit aufwiesen als andere in dem entsprechenden Alter. Das Ergebnis der Studie ist, dass Vitamin K_2 das Risiko, eine Gefäßverkalkung zu entwickeln oder an einer Herz-Kreislauf-Erkrankung zu sterben, um 50 % reduziert! Eine weitere Studie zeigte, dass Vitamin K_2 die Verkalkung in Blutgefäßen nicht nur verhindern, sondern sogar umkehren kann. In dieser Studie wurde Ratten der Vitamin-K-Antagonist Warfarin, das beim Menschen verwendete Blutverdünnungsmedikament Marcumar®, verabreicht, um eine Verkalkung der Arterien herbeizuführen. Ein Teil der Ratten erhielt danach Vitamin-K_2-haltiges Futter, während die anderen mit normaler Nahrung gefüttert wurden. Das Vitamin K_2 führte bei den Tieren zu einer Reduktion der Kalkablagerungen in den Arterien um 50 %. Nun werden Vitamin-K-Antagonisten beim Menschen sehr häufig zur »Blutverdünnung« bei Arteriosklerose oder dem Vorhofflimmern eingesetzt. Man verdünnt also das Blut, damit es durch die Adern, die mit dem Medikament vermehrt verkalken, besser hindurchfließen kann. Was für ein Paradoxon! Sollten Sie als Osteoporosepatient gleichzeitig eine Therapie mit Vitamin-K-Antagonisten erhalten, wäre es ratsam, mit Ihrem Arzt eine Änderung der Blutverdünnung zu besprechen.

Die besonders im Alter zu beobachtende Verkalkung von Blutgefäßen, die Arteriosklerose, Verkalkung der Knorpel, als Chondrokalzinose bezeichnet, und die Verkalkung der Sehnenansätze bei gleichzeitiger Entkalkung des Knochens legt die Vermutung nahe, dass es sich bei diesen Prozessen gar nicht um getrennte Krankheitsbilder handelt, sondern dass all diesen Prozessen ein und derselbe Mechanismus zugrunde liegt: eine Kalziumverteilungsstörung. Ob das alles mit einem veränderten Vitamin-K-Haushalt und einem gestörten Darmbiom erklärt werden kann, bleibt Forschungsthema. Vieles spricht dafür. Vitamin K_1 wird durch den Verzehr von grünem Gemüse aufgenommen. Das Vitamin K_2 wird von Darmbakterien unter Vorhandensein von Vitamin K_1 im Darm gebildet. Da der Konsum von frischem grünem Gemüse immer mehr zurückgeht, nimmt auch der Vitamin-K_2-Spiegel in der Bevölkerung immer mehr ab. Vitamin K_2 kann neben der Reduktion von Kalziumablagerungen in den Blutgefäßen auch die Knochenbildung und -mineralisation stimulieren sowie den Knochenabbau hemmen. Deshalb substituiere ich eine fixe Kombination von Vitamin D und Vitamin K_2.

Die Deutsche Gesellschaft für Ernährung empfiehlt die Aufnahme von 60–80 µg Vitamin K pro Tag. Vitamin-K-Lieferanten sind Grünkohl, Spinat, Brokkoli, Kohl, grüne Bohnen, Pflaumen, Kiwi oder Avocado. Frauen, die nach gut 14 Jahren mehr als 100 µg Vitamin K täglich durch den Verzehr von durchschnittlich 125 g dunkelgrünem Blattgemüse erreichten, hatten ein um 31 % geringeres Knochenbruchrisiko als jene, die weniger als 60 µg Vitamin K aufnahmen. Die Frauen, die am meisten Vitamin-K-haltiges Gemüse aßen, konnten ihr Risiko für einen Krankenhausaufenthalt wegen einer Osteoporose halbieren!

Zink

Die mittlere Tagesaufnahme von Zink liegt bei 10 mg. Sie sinkt aber im Alter deutlich ab. Hauptquellen für Zink sind Getreideerzeugnisse, Fleisch- und Wurstwaren sowie Milch und Käse. Im Alter von 65–80 Jahren erreichen 30 % der Männer und 21 % der Frauen die empfohlene Mindestmenge nicht. Durch die intensive Nutzung der Böden liefert Getreide leider nicht mehr die erforderlichen Mengen an Zink für den menschlichen Organismus. Da auch der Fleisch- und Wurstverzehr in Deutschland immer weiter zurückgeht, liegt eine Erklärung für die Zink-Mangelversorgung auf der Hand.

Zink ist an über 200 Enzymen im Körper beteiligt. Ein Zinkmangel führt wegen seiner Rolle in der Eiweißsynthese zu einer verminderten Kollagensynthese in der Knochen- und Knorpelmatrix. In der Folge resultieren schwere Wundheilungsstörungen, Arthrose und Osteoporose. So sind bei ausgeprägtem Zinkmangel Skelettdeformitäten und Wachstumshemmungen beschrieben worden. Zink regelt auch die Konzentration von Sexualhormonen und damit sekundär den Knochen- und Knorpelstoffwechsel. Außerdem ist Zink an der Zellregeneration und einem funktionierenden Immunsystem beteiligt.

Zinkgehalt verschiedener Lebensmittel je 100 g

Nahrungsmittel	Zinkgehalt
Kalbsleber	8,4 mg
Kürbiskerne	7,0 mg
Edamer Käse	5,3 mg
Haferflocken	4,3 mg
Paranüsse	4,0 mg
Knäckebrot	3,1 mg
Feige, getrocknet	0,9 mg

Bewegungstherapie

Der Sturz als frakturauslösendes Ereignis ist ein multifaktorielles Geschehen. Die Häufigkeit und die Art und Weise von Stürzen sind abhängig von der Muskelkraft, der Koordination, dem Geh- und Stehvermögen und weiteren kognitiven Fähigkeiten. Durch das altersbedingt physiologische Nachlassen all dieser Fähigkeiten resultiert am Ende eines langen Alterungsprozesses, der höchst individuell verläuft und wesentlich von der im Leben erworbenen Bewegungskompetenz geprägt ist, ein Beschwerdebild, das heute als Gebrechlichkeit bezeichnet wird. Ein beständiges, regelmäßiges körperliches Training kann die Sturzgefahr und das Frakturrisiko statistisch signifikant verringern.

Bei Osteoporose ist es wichtig, eine Bewegungstherapie zu wählen, die die Knochen stärkt, ohne das Sturzrisiko zu erhöhen. Dazu eignen sich insbesondere Bewegungsformen, die die Belastung auf die Knochen steigern, gleichzeitig das Gleichgewicht und die Koordination verbessern und dabei ein geringes Verletzungsrisiko bergen. Die Bewegungsprogramme sollten individuell angepasst sein und unter Supervision erfolgen. Ziel ist die Verbesserung der allgemeinen physischen Leistungsfähigkeit, der Muskelkraft, des Gleichgewichts, der Gangsicherheit und der Sicherheit bei der Ausübung von Alltagsaktivitäten. Studien belegen eine mittlere bis hohe Evidenz für Mischprogramme aus Krafttraining aller großen Muskelgruppen, Sprung- und Vibrationsbelastungen, Walking, Widerstandstraining und Gymnastik, wie zum Beispiel Qigong oder Tai-Chi. Postmenopausale Frauen mit einem mäßigen Frakturrisiko sollten mindestens dreimal wöchentlich für 45–60 Minuten trainieren. Patienten mit Osteoporose und einem erhöhten Frakturrisiko sollten regelmäßig 2- bis 3-mal pro Woche für 60 Minuten üben. Sollte das Training eingestellt werden, ist der Effekt am Knochen leider rückläufig.

Bei einem stark erhöhten Sturzrisiko ist ein Kraft- und Gleichgewichtstraining in Form von täglichen Gruppenübungen empfohlen. Dabei werden alltagsnahe Bewegungen, Ausdauer, Gleichgewicht, Kraft und Koordination individuell angepasst und mit zunehmender Belastung trainiert. Alltagsnahe Übungen sind Sturzpräventionstraining auf der Treppe, Stand-up-and-go-Einheiten (Chair-Rising), Krafttraining mit Alltagsgewichten sowie Gleichgewichtsübungen durch Gewichtsverlagerungen. Es sollte eine kontinuierliche Trainingsanpassung durch die Physiotherapie erfolgen, um eine Unterdosierung zu vermeiden. Als Beispiele für Bewegungstherapien, die für Menschen mit Osteoporose geeignet sind, gibt es folgende Möglichkeiten:

Krafttraining. Ein Widerstandstraining mit Gewichten, an Geräten oder mit Gewichtsmanschetten oder elastischen Bändern hilft, die Knochen zu stärken und die Muskulatur rund um die Knochen aufzubauen. Steigern Sie die Belastung schrittweise, um Überlastungen zu vermeiden.

Gleichgewichtsübungen. Diese Übungen helfen Ihnen, das Gleichgewicht und die Koordination zu verbessern. Das dient der Verringerung des Sturzrisikos. Beispiele hierfür sind Standübungen, einbeinige Balanceübungen oder das Üben von Schritten in wechselnde Richtungen, wie beim Tanzen oder dem Qigong.

Walking. Gehen ist eine einfache, aber effektive Möglichkeit, um Knochen und Muskeln zu stärken. Regelmäßiges Gehen kann die Knochenbelastbarkeit erhöhen und das Risiko von Stürzen reduzieren.

Yoga, Qigong oder Tai-Chi. Diese asiatischen Bewegungsformen verbessern nicht nur das Gleichgewicht und die Koordination, sondern können helfen, die Knochen zu stärken und den Muskeltonus zu erhöhen. Viele dieser Übungen sind auch im Sitzen oder Liegen möglich, was sie für Menschen mit eingeschränkter Mobilität oder erhöhter Sturzneigung geeignet macht.

Die Bewegungstherapie sollte individuell auf die Bedürfnisse und aktuellen Fähigkeiten der Patienten abgestimmt werden. Vor allem bei fortgeschrittener Osteoporose sollten Sie sich ärztlichen und physiotherapeutischen Rat einholen, um das richtige Bewegungsprogramm für sich zu finden und Verletzungen zu vermeiden.

Medikamenteneinnahme mit Sturzrisiko?

Nach dem 50. Lebensjahr nehmen Balance, Muskelkraft, Ausdauer, Schnellkraft, Muskelmasse, Knochendichte und Beweglichkeit kontinuierlich ab. Damit steigt das Sturz- und Frakturrisiko. Etwa 30 % der Menschen über 65 Jahre stürzen mindestens einmal im Jahr. Von den über 80-jährigen Altenheimbewohnern stürzen 50 % mindestens einmal jährlich. Stürze bei Hochbetagten sind Ausdruck einer allgemeinen Gebrechlichkeit, Frailty genannt. Komplizierend kommen Grunderkrankungen hinzu. So nimmt auch das Seh- und Hörvermögen kontinuierlich ab. Mit dem Alter nimmt die Anzahl der täglich einzunehmenden Präparate zu. Auch die Einnahme frei verkäuflicher Mittel hat Auswirkungen. Im Jahr 2017 nahmen 94 % der Menschen über 65 Jahre regelmäßig Arzneimittel ein, die die Sturzgefahr erhöhen. Mit der Zahl der eingenommenen Medikamente nimmt die Zahl an pharmakologischen, teils toxischen Interaktionen und damit die Zahl unerwünschter Arzneimittelwirkungen zu. Da im höheren Lebensalter die Leistungsfähigkeit von Nieren und Leber zur Entgiftung und Ausscheidung abnimmt, ist eine Dosisanpassung der Medikamente unerlässlich, wird jedoch selten durchgeführt.

Es gibt Medikamente, die das Sturzrisiko erhöhen. Zu diesen gehören Antidepressiva, Antihypertensiva, Antidiabetika und Psychopharmaka. Arzneistoffe, die ungünstige Auswirkungen im Alter haben und das Sturzrisiko erhöhen, sind u.a. Diazepam, Amitriptylin, Fluoxetin, Haloperidol, Phenytoin, Diphenhydramin, Barbiturate, Methocarbamol, Diuretika, Digoxin, Clonidin und Sulfonylharnstoffe. Die trizyklischen Antidepressiva gelten als Risikofaktor für Hüftfrakturen. Auch Antidiabetika und Antihypertensiva führen zu einer erhöhten Sturzrate. Bei Diabetes mellitus ist das Hypoglykämierisiko (Unterzuckerung), bei Antihypertensiva (Blutdruckmittel) das Risiko von Schwindel und Kreislaufkollaps bei einer Überdosierung zu bedenken. Diuretika (Wassertabletten) schwemmen wichtige Mineralien aus. Gerade im Alter, wenn generell zu wenig Wasser getrunken wird, kann das negative Auswirkungen auf den Mineralhaushalt haben.

Die größte Herausforderung liegt für die meisten älteren Menschen im Erhalten von Muskelmasse und Muskelkraft. Bereits ab dem 40. Lebensjahr kommt es altersbedingt zu einem Verlust von 0,5 % Muskelmasse pro Lebensjahr, der sich auf 3 % Verlust jährlich ab dem 60-sten Lebensjahr erhöhen kann. Ein gesundes Bewegungsverhalten sowie eine proteinbewusste, vitaminreiche Ernährung sind existenziell. Auch hinsichtlich des Erhalts oder Wiederaufbaus der Knochenmasse spielt die adäquate Proteinzufuhr eine wichtige Rolle. Eiweiß ist der Grundbaustein allen Lebens! Proteine nehmen indirekt Einfluss auf den Kalziumhaushalt und unterstützen den Knochenaufbau durch Herstellung der für die Knochenmatrix erforderlichen Proteine.

Ein Sturz und seine Folgen

Jährlich werden in Deutschland derzeit etwa 400 000 ältere Menschen nach einem Sturz stationär behandelt. Die Ernährung in einem Krankenhaus wird aber leider in den wenigsten Fällen den aktuellen Bedürfnissen der Betroffenen gerecht. Selbst wenn die unfallchirurgische Versorgung optimal lief und der Knochenbruch verheilt ist, bleibt dem Patienten die Sturzangst. Der Sturz und die Fraktur sind einschneidende biografische Ereignisse, die nicht selten gebrochene Seelen zurücklassen. Das Selbstvertrauen in die eigenen Fähigkeiten, in die Unverletzlichkeit und in die Bewegungskompetenz wird nachhaltig gestört.

Stürze werden in intrinsische Stürze und extrinsische Stürze unterschieden. Bei intrinsischen Stürzen liegt der Auslöser für den Sturz im Patienten selbst begründet. Gangveränderungen durch Arthrose oder künstliche Gelenke, Muskelschwäche, Schwindel, Verminderung des Seh- und Hörvermögens sowie Begleiterkrankungen und Medikamente sollen hier beispielhaft genannt sein. Extrinsische Stürze werden durch äußere Ursachen wie Teppiche, Verlängerungskabel, auf dem Boden liegende Gegenstände, unpassendes Schuhwerk oder Kleidung begünstigt.

Bewegung ist die beste Medizin gegen die Sturzangst und den Muskelabbau und wirkt sich positiv auf die individuelle

Allgemeine Regeln zur Sturzvermeidung

- Beseitigung von Stolperfallen daheim (Teppiche, Läufer, Kabel),
- ausreichende Beleuchtung von Treppenhaus und Toiletten,
- Haltegriffe und Handläufe in Bad, Toilette, Keller und Treppenhaus, Duschhocker,
- regelmäßige Prüfung des Seh- und Hörsinns (Test von Brille, Hörgerät),
- Sturzrisiken vermeiden (korrektes, rutschfestes Schuhwerk, kippsichere Leitern, Aufstiegshilfen),
- zunehmende und regelmäßige körperliche Aktivität zur Steigerung der Sturzresilienz mit Training von Kraft, Balance und Koordination mindestens 2- bis 3-mal wöchentlich (Spazieren, Wandern, Tanzen, Kegeln, Boule),
- tägliches Training von Balance (Tandemgang, Tandemstand, Einbeinstand, Fangen) und Kraft (Treppen steigen, Kurzhantel, Kniebeugen an der Stuhllehne),
- kalorisch ausreichende, eiweißhaltige Ernährung (mindestens 1,0 g Eiweiß pro kg Körpergewicht und Tag),
- Überprüfung der Notwendigkeit und Dosierung der Dauermedikamente.

Lebensqualität aus. Bewegungsmangel ist leider die Pandemie des 21. Jahrhunderts und verursacht in der Folge bis zu 70 % aller Erkrankungen. Positive Effekte gegen Sturzangst wurden für die Bewegungstherapie im Wasser beobachtet. Wegen der positiven Beeinflussung von Balance und Koordination sind Übungen im Wasser zur Förderung der Lebensqualität zu empfehlen. Die Übungen aus dem Sturzassessment eignen sich auch zur Therapie bei Patienten nach Sturz oder sturzbedingter Verletzung zur Rehabilitation (s. S. 61 ff).

Mit gezielter Bewegung Stürze vermeiden

Oberstes Ziel aller Bewegungsübungen ist die Vermeidung von Stürzen! Darum sollten Sie eine Kombination aus Kraft, Koordination, Gleichgewicht und Schnellkraft üben. Haben Sie bereits ein sportliches Hobby? So intensivieren Sie einfach Ihre sportliche Aktivität und integrieren die oben genannten Trainingsziele darin.

Sturz- und Frakturprophylaxe

Zur Sturz- und Frakturprophylaxe erweist sich der ärztlich verordnete und von den gesetzlichen Krankenkassen geförderte Rehabilitationssport nach §44 Sozialgesetzbuch IX als geeignet. Bundesweit gibt es derzeit etwa 70000 Gruppen mit dem Schwerpunkt Osteoporose. Nach den eigenen Erfahrungen eignet sich eine Gruppengröße von zirka 10–15 Teilnehmenden unter Anleitung eines lizensierten Übungsleiters. Bei der Zusammensetzung der Gruppen sollte eine gewisse Homogenität im Schweregrad der Erkrankung berücksichtigt werden, um das Anforderungsprofil der Übungen besser auf die Teilnehmer abstimmen zu können.

Ein Zirkeltraining mit zehn bis 13 Stationen und einem Durchlauf von 45–60 Minuten Dauer 1 x wöchentlich sowie 2–3 Heim-Trainingseinheiten pro Woche von je 20 Minuten (zum Beispiel mit der Trainings-App BoneFit) haben sich am besten bewährt. Entscheidend wird bei Ihnen nicht die Intensität, nicht der Kraftaufwand, sondern die Regelmäßigkeit sein. Überschätzen Sie sich nicht! Gerade am Anfang sollten Sie eher vorsichtig sein und genau auf die Signale Ihres Körpers achten. Er wird Ihnen signalisieren, wenn es einmal zu viel war. Achten Sie auf eine ausreichende Flüssigkeitszufuhr und eine entsprechende Nahrungsergänzung mit Proteinen und Magnesium.

Das Bewegungsprogramm – aktiv mit Osteoporose

Der Knochenstoffwechsel ist nur in der Einheit von Nerven, Muskeln und Knochen als neuro-muskulo-skelettales System zu verstehen. Die mechanische Belastung ist der adäquate Reiz für den Knochenaufbau. Das vielfach verzweigte, dreidimensionale System der Osteozyten mit seinem Flüssigkeitsstrom reagiert unmittelbar auf jeden mechanischen Reiz, sei es eine Vibration oder Krafteinleitung über die Muskulatur. Unter den Bedingungen der Schwerelosigkeit, bei Bettruhe oder während einer Ruhigstellung im Gipsverband oder in einer Orthese kommt es zum weitgehenden Stillstand dieses Flüssigkeitsstroms im Knochen. Das induziert einen beschleunigten Mineralverlust durch den sofort einsetzenden Knochenabbau. Ein adäquates Trainingsprogramm gehört deshalb ebenso zur Basistherapie bei Osteoporose wie eine ausreichend hohe Kalzium- und Vitamin-D-Versorgung. Übrigens können Sie bei einer verletzungsbedingten Ruhigstellung immer die gesunde Gegenseite trainieren. Das wird sich über spinale Reflexe günstig auf die ruhiggestellte Extremität auswirken und den Knochen- und Muskelabbau zumindest verlangsamen. Alle Osteoporosemedikamente können den Knochenabbau zwar verringern und in den meisten Fällen die Wahrscheinlichkeit für Knochenbrüche reduzieren, aber eine ausreichende körperliche Restaktivität ist unbedingt notwendig. Bei bettlägerigen Patienten würde die rein medikamentöse Therapie wahrscheinlich versagen oder viel weniger nutzen.

Knochen, Muskulatur und Nerven richtig trainieren

Zwischen Knochen, Muskeln und Nerven bestehen engste biomechanische und hormonelle Wechselwirkungen, die als funktionelle Einheit betrachtet werden müssen. Körperliche Inaktivität führt in kurzer Zeit zu einer fettigen Muskeldegeneration. Durch die Fettzellen werden schleichende chronische Entzündungsvorgänge initiiert, die zu einem beschleunigten Knochenabbau, systemischem Stress, Neurodegeneration und einer zunehmenden Insulinresistenz und damit neben der Osteoporose auch noch zum Altersdiabetes führen.

Durch ein Muskeltraining regen Sie lokal in der jeweils beanspruchten Muskulatur die Produktion von Wachstumsfaktoren an. So können Sie den altersabhängigen Muskelschwund, die Sarkopenie, reduzieren oder sogar zurückbilden. Besonders ein Sprungtraining mit Seilhüpfen oder Trampolin, die Beinpresse im Fitness-Studio, aber auch ein Vibrationstraining können die Sturzgefahr effektiv reduzieren. Da Betroffene bei einer ausreichenden Muskelmasse Gangunsicherheiten besser ausgleichen können, hilft ein Training, Stürze zu vermeiden. Die Vermeidung von Stürzen ist für die Behandlung Ihrer Osteoporose genau so effektiv, wie die Erhöhung der Knochendichte. Da das Sturzrisiko aber multifaktoriell bedingt ist, erweist sich die Sturzprävention als schwierig und komplex.

Die Trainingsintensität wird sich nach dem Lebensalter der Betroffenen, aber auch nach dem Grad des Knochenmasse- und Strukturverlustes zu richten haben. Das für Sie individuell zu definierende Trainingsziel und die daran ausgerichtete Trainingsstrategie hängen von Ihrer verbliebenen körperlichen Leistungsfähigkeit, dem Schweregrad der Osteoporose sowie Ihrer erlernten Bewegungskompetenz ab.

Bewegung bedeutet Leben!

Da die mechanische Beanspruchung des Knochens der adäquate Reiz zum Knochenaufbau ist, stellt die Bewegungstherapie die tragende Säule in der Osteoporosetherapie dar. Ein lebenslanges muskuläres Training, 2- bis 3-mal wöchentlich durchgeführt, hat sich in vielen Studien als ebenbürtig zu einer Pharmakotherapie erwiesen.

»Turne bis zur Urne!« oder noch besser: »Fit in die Kiste!« – diese markigen Slogans sollten Ihnen Ansporn genug sein, um der Seuche des 21. Jahrhunderts, dem Bewegungsmangel, den Kampf anzusagen. Die komplexen Aufgaben in der Rehabilitation von Osteoporose und deren Folgen lassen sich am besten in einem ortho-geriatrischen Team aus Orthopädie (Osteologe), Geriatrie, Physiotherapie, Ergotherapie, Ernährungsberatung, Sportwissenschaft und Unfallchirurgie bewältigen.

Liegen bei Ihnen bereits Wirbelbrüche oder eine fortgeschrittene Osteoporose vor, sollten Sie eine Maximalbelastung auf jeden Fall unterlassen. Sie können mit Übungen im Sitzen in Form der Hocker- oder Bodengymnastik mit Anspannungsübungen und leichten Bewegungen beginnen (s. ab S. 168). Je nach Trainingsfortschritt schließen sich Übungen im Stehen und Gehen für das Gleichgewicht und zur Verbesserung der Koordination an. Ausdauertraining oder Training ohne Gewichtsbelastung wie Schwimmen und Radfahren haben im Allgemeinen keinen Effekt auf die Knochendichte, können aber die Koordination, die kardiovaskuläre Fitness und in geringerem Masse auch Ihre Muskelkräfte verbessern. Voraussetzung für die Wirksamkeit der aktiven Maßnahmen ist, wie bei den Medikamenten auch, deren korrekte »Einnahme«, also eine lebenslang ausreichende körperliche Aktivität durch Training in richtiger Dosierung. Es soll hier ausdrücklich betont werden, dass alle akademischen Zahlen und Empfehlungen als gut gemeinte Hinweise und Richtlinien gedacht sind, im Alltag nebensächlich sein können. Wenn eine bis zum 70. Lebensjahr körperlich desinteressierte Patientin wegen ihrer Osteoporose mit einem Tai-Qi- oder Qigong-Kurs beginnen würde, wäre ich als betreuender Arzt mehr als zufrieden, wohlwissend, dass damit ein Muskelaufbau sicher nicht gelingt. Dem 65-jährigen Marathonläufer mit einem BMI von 18 und einer Osteoporose werde ich sehr wohl empfehlen, zusätzlich zu seinem Ausdauerprogramm im Fitness-Studio 2- bis 3-mal wöchentlich Gewichte zu stemmen.

Alle Übungen finden Sie auch in der neu entwickelten Osteoporose-Coach-App BoneFit. Dort gibt es zu jeder Übung eine ausführliche Erläuterung:

Der Aufbau des Trainings

Die Aufwärmphase

Beginnen sollte Ihr regelmäßiges Bewegungstraining mit einer Aufwärmphase. Für jede Teilnehmerin und jeden Teilnehmer sollten ein Hocker oder ein Stuhl mit Rückenlehne und eine Yogamatte bereitstehen. Suchen Sie sich einen Raum, in dem Sie ungestört üben können. Zum Aufwärmen eignet sich das Gehen auf der Stelle, dessen Intensität individuell je nach Fitness durch Handgewichte, z. B. Wasserflaschen oder Gewichtsmanschetten, und flexible Weichbodenmatten gesteigert werden kann. Vom Gehen können Sie in den Einbeinstand übergehen. Verlagern Sie das Gewicht auf ein Bein und heben Sie das andere Bein langsam bis auf Hüfthöhe an. Wechseln Sie die Beine ab. Halten Sie den Einbeinstand 10–20 s pro Bein, wechseln Sie die Seiten 3- bis 5-mal. Fühlen Sie sich unsicher, so können Sie sich an der Stuhllehne festhalten. Ziel sollte es sein, die Übung pro Bein 20 s zu halten, fünf Durchgänge zu schaffen und sich nach Möglichkeit nicht mehr festzuhalten.

Wenn Sie genügend Selbstvertrauen gewonnen haben, können Sie den Tandemstand (s. S. 62) in die Übung einbauen. Stellen Sie einen Fuß auf einer Linie exakt vor den anderen. Versuchen Sie, für 10–20 s stehenzubleiben. Zu Beginn werden Sie sich festhalten müssen, sollten aber nach einiger Übungszeit frei stehend üben können. Halten Sie den Tandemstand vorerst für 10–20 s, später für 20–30 s. Wenn Sie sich sicher genug fühlen, so können Sie sogar die Augen dabei schließen. Eine Steigerung der Schwierigkeit wäre der Tandemgang (s. S. 63), indem Sie aus dem Tandemstand heraus auf einer gedachten Linie etwa acht Schritte gehen. Eine Erschwernis ist der Tandemgang rückwärts. Wenn Sie dabei noch Rechenaufgaben lösen oder eine Unterhaltung führen, haben Sie Spitzenniveau erreicht!

Anschließend kehren Sie zum Stuhl zurück, halten Sie sich an der Stuhllehne fest und gehen Sie in den seitlichen Wiegeschritt. Verlagern Sie dabei Ihr Körpergewicht abwechselnd von einem auf das andere Bein. Spreizen Sie das entlastete Bein etwa 30–45° ab. Halten Sie die seitliche Endstellung für 4–10 s und wiederholen Sie den Gewichtswechsel 8-mal. Nun können Sie sich auf beide Fußballen stellen und leicht federnd auf die Fersen fallen lassen. Wiederholen Sie die Übung 10- bis 15-mal. Krabbeln Sie anschließend mit den Fingerkuppen einer Hand an der Hosennaht entlang nach unten und neigen Sie sich, so weit es geht, zur Seite. Wechseln Sie anschließend die Seite. Halten Sie die Endstellung jeweils für ca. 8 s und wiederholen Sie die Übung je Seite 3- bis 5-mal. Wenn Sie schon einige Monate geübt haben und sich sicher fühlen, können Sie nun noch eine Sequenz Trippelschritte auf der Stelle einfügen. Laufen Sie dabei nur auf Ihren Fußballen ohne Bodenkontakt der Fersen so schnell Sie können. Steigern Sie mit der Zeit die Schrittfrequenz und die Übungsdauer von 15 s auf eine Minute.

Nun setzen Sie sich auf den Hocker und heben Ihre Knie für zwei Minuten wechselseitig in Richtung Brust. Danach auf dem Hocker sitzend die Arme wechselseitig in die Höhe strecken, so, als wollten Sie Äpfel pflücken. Recken Sie sich dabei wechselseitig so hoch es geht. Erinnern Sie sich noch an den Chair-Rising-Test im Sturzassessment (s. ab S. 61)? Auch diesen Test können Sie in eine Trainingssequenz umwandeln. In der Ausgangsstellung stehen Sie vor einem sicheren und rutschfesten Stuhl. Versuchen Sie, sich im Zeitlupentempo auf dessen Sitzfläche zu setzen und gleich darauf wieder aufzustehen. Wiederholen Sie diese Übung 5-mal und steigern Sie später die Wiederholungsrate auf 10-mal. Sollte das am Anfang zu schwierig für Sie sein, so nehmen Sie ruhig die Armlehnen zu Hilfe und versuchen Sie erst später, darauf zu verzichten. Eine Steigerung der Schwierigkeit wäre eine tiefere Sitzfläche oder das Üben von Kniebeugen.

Die Ausdauersequenz

An die Aufwärmphase sollte sich eine 15-minütige Ausdauersequenz im Intervallmodus anschließen. Die sich abwechselnden Intervalle von Gehen und Laufen im Kreis oder auf der Stelle sollten 30–90 s andauern und von 30–60 s Erholungsphasen unterbrochen werden. Fortgeschrittene können auch eine instabile Unterlage wie zum Beispiel eine Weichbodenmatte beim Laufen auf der Stelle nutzen. Je nach allgemeinem Fitnesszustand und Schweregrad der Osteoporose, kann eine Sprungsequenz von fünf Minuten Dauer folgen, in der vier Sprungeinheiten à 10–15 Sprünge absolviert werden. Sicher kennen Sie aus Ihrer Kindheit noch den »Hampelmann« – eine beidbeinige Sprungübung. Es können aber auch abwechselnd einbeinige Sprünge eingebaut sein. Planen Sie zwischen den Sprüngen ausreichende Erholungsphasen von 60–90 s Dauer ein. In der gerätegestützten Trainingstherapie hat sich die Nutzung eines Gerätezirkels mit zehn bis 13 verschiedenen Geräte zur abwechselnden Kräftigung der unterschiedlichen Muskelgruppen für Arme und Beine bewährt. Dabei werden 2–4 Durchgänge des Zirkels mit 3–10 Wiederholungen je Gerät durchlaufen. Zweimal pro Woche sollten je eine gerätegestützte und eine geräteunabhängige Kräftigungstherapie absolviert werden.

Das geräteunabhängige Krafttraining

Das geräteunabhängige Krafttraining erfolgt unter Zuhilfenahme von Kurzhanteln (ersetzbar durch Wasserflaschen), Therabändern, Flexi Barrs, Fluid Tubes, Gewichtsrucksäcken, Gewichtsmanschetten und anderen Hilfsmitteln. Um einer mentalen Ermüdung zu begegnen, sollte ein Pool von zwölf bis 15 spielerischen Übungen entwickelt werden, auf die man zurückgreifen kann. Für alle Schweregrade der Osteoporose sind bei dieser Form des Trainings isometrische Spannungsübungen für Schultergürtel, Bauch- und Rückenmuskulatur sowie die Beinmuskulatur sehr sinnvoll, zum Beispiel in Form der Stemmführung nach Brunkow. Bei diesen Übungen wird gegen imaginäre Widerstände angespannt. Es erfolgt eine reflektorische Rumpfaufrichtung und Ganzkörperspannung.

Kräftigende Bodenübungen auf der Matte (Anleitung zu den Übungen finden Sie in der App BoneFit)

Gehen Sie in den Vierfüßlerstand. Aus dem Vierfüßlerstand stützen Sie den Oberkörper auf den Händen ab, die Beine sind schulterbreit geöffnet.

1. Richten Sie Rücken und Kopf möglichst gerade in der Horizontalen aus.
2. Strecken Sie nun gegengleich einen Arm und ein Bein gerade von sich.
3. Wechseln Sie mehrmals die Seite.

Legen Sie sich mit dem Rücken auf die Trainingsmatte. Die Arme liegen parallel zum Körper.

1. Winkeln Sie beide Beine an und heben Sie das Becken vom Boden ab und senken es wieder. Das kräftigt die Bauch- und Gesäßmuskulatur.
2. Die Übung kann erschwert werden durch wechselseitiges Anheben und Strecken eines Beines.

Auch diese Übung findet in Rückenlage statt. Beide Beine sind ausgestreckt, die Arme liegen mit den Handflächen nach unten parallel zum Körper.

1. Ziehen Sie Ihr rechtes Knie an die gegenseitige Handfläche und drücken Sie leicht dagegen. Das linke Bein bleibt gestreckt.
2. Wiederholen Sie anschließend die Übung mit der anderen Seite. Wechseln Sie mehrfach die Seite.

Die folgende Übung findet in Bauchlage statt: Legen Sie sich auf der Trainingsmatte auf den Bauch und strecken Sie Arme und Beine von sich. Die Zehen sind aufgestellt.

1. Heben Sie nun die Arme wechselseitig oder gleichzeitig gestreckt vom Boden ab und halten Sie die Spannung einen Moment.
2. Gehen Sie mehrmals in den Wechsel zwischen Anspannung und Entspannung.
3. Erschwert werden kann diese Übung durch einen Ball, der in beiden Händen gehalten wird.

Für eine Kräftigung der Beinmuskulatur führen Sie folgende Übungen aus:

1. Lehnen Sie sich mit dem Rücken an eine glatten Wand an und gehen Sie langsam in dic Knic, ohne den Kontakt zur Wand zu verlieren.
2. Richten Sie sich dann langsam wieder auf.
3. Drehen Sie nun das Gesicht zur Wand, die Füße stehen hüftbreit. Stützen Sie sich mit den Handflächen an der Wand ab.
4. Beugen Sie unter dem Gewicht Ihres Körpers die Arme, bis Ihre Nasenspitze die Wand berührt (Liegestütz an der Wand).
5. Anschließend strecken Sie die Arme wieder durch.
6. Machen Sie 10 Wiederholungen.

Vibrationstraining

Eine Sonderform der Bewegungstherapie stellt in diesem Zusammenhang sicher das Vibrationstraining dar. Es gibt mehrere Studien, die die Wirksamkeit eines Ganzkörper-Vibrationstrainings bei Osteoporose bestätigen. Um verlässliche Aussagen zum Trainingseffekt zu erhalten, muss zwischen den Auswirkungen auf die Sturzhäufigkeit, der Verminderung der Anzahl von Knochenbrüchen, einem Muskelkraftzuwachs oder der Zunahme der Knochendichte unterschieden werden.

Im Kapitel Grundlagen bin ich auf den dem Knochenumbau zugrunde liegenden Mechanismus des Fluid Flow unter mechani-

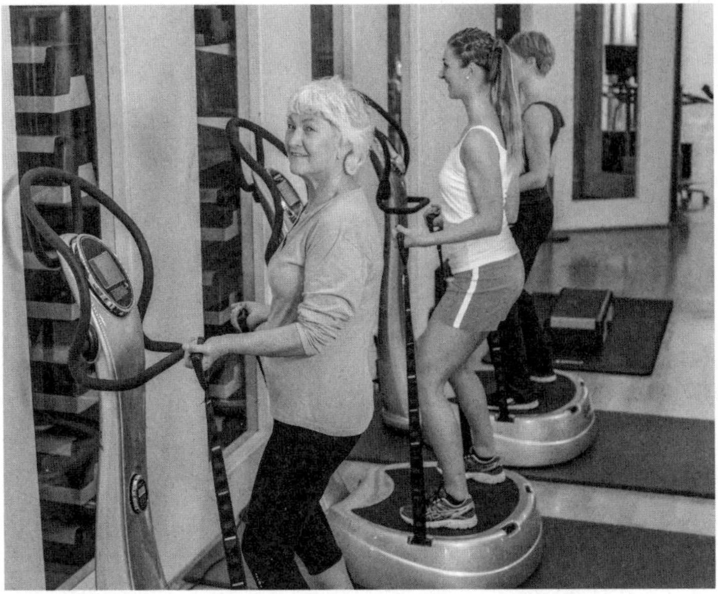

Vibrationsplattform als Stimulator zur Knochenstabilisierung

scher Belastung näher eingegangen. Aus den Erkenntnissen der Forschergruppe um Dieter Felsenberg, neben Franz Jakob ein verdienter Pionier der Osteoporoseforschung in Deutschland, wurde die Vibrationstherapie zur Verhinderung einer Osteoporose in der Raumfahrt entwickelt. Es gibt Studien, die eine Reduktion der Sturzhäufigkeit belegen. Das wäre in einer Hochrisikogruppe ein toller Erfolg. Auswirkungen auf die Frakturhäufigkeit konnten bisher nicht signifikant bewiesen werden, positive Effekte auf die Knochendichte dagegen sind nachgewiesen. Besonders bei Frühformen einer verminderten Knochendichte, der Osteopenie, scheint ein Vibrationstraining den Knochen zu stärken. Für die Kombination aus verminderter Knochendichte (Osteopenie oder Osteoporose mit niedrigem Frakturrisiko) und beschleunigtem Muskelabbau durch eine neurologische Grunderkrankung kann die Ganzkörpervibration ein effektives Training sein. Bei der Muskelstimulation im Fitnesssektor (EMT, Galileo) werden in der Regel stärkere Reizparameter eingesetzt (Vibrationsfrequenz,

Schwingungsamplitude, Trainingshäufigkeit und -dauer, Vibrationsmuster) als zur Knochenstimulation. Soll ein zusätzlicher Schaden am Knochen vermieden werden, gilt es, bei der Geräteauswahl sorgfältig und unter fachkundiger Anleitung zu trainieren. Von Geräten in Fitnessstudios, die dem Muskelaufbau dienen, sollten Sie als Osteoporosepatient die Finger lassen, wenn eine erhöhte Knochenbruchgefahr bei Ihnen festgestellt wurde. Möchten Sie einer Osteoporose vorbeugen, weil zum Beispiel Ihre Mutter an Osteoporose erkrankt ist oder bei Ihnen selbst Risikofaktoren für eine Osteoporose vorliegen, können Sie die entsprechenden Geräte selbstverständlich nutzen.

Liegt eine Osteoporose vor, ist es ratsam, gemeinsam mit einem Therapeuten die für Sie geeignete Gerätetherapie zu wählen. Geeignet sind dann Vibrationsplattformen mit gut dosierbarer Trainingsintensität und der Möglichkeit adaptierter, individueller Trainingsprogramme in Dauer, Frequenz, Intensität und Amplitude. In meiner Praxis kommt dafür die Stochastische Resonanztherapie S.R.T. zum Einsatz. Vibrationsplatten stellen eine schonende und auch für bereits teil-immobile Betroffene eine wertvolle Trainingsalternative dar, um einem weiteren Muskelabbau entgegenzuwirken, Verspannungen abzubauen, Schmerzen zu reduzieren und das Selbstvertrauen in die Körperwahrnehmung und Statomotorik zurückzugewinnen. Da sich die Therapieform weniger für eine Heimbehandlung eignet, ist es allerdings erforderlich, dreimal (optimal fünfmal) wöchentlich für 20 Minuten das entsprechende Gerät aufzusuchen, was eine gewisse Restmobilität voraussetzt. Die Anwesenheit eines Therapeuten während des Trainings ist nicht zwingend erforderlich.

Wie häufig sollte ich trainieren?

Aus den Erfahrungen mit eigenen Rehabilitations-Sportgruppen sowie den Kenntnissen aus der Trainingsphysiologie muss bei allen Bewegungsprogrammen berücksichtigt werden, dass mindestens zwei, besser drei Trainingseinheiten pro Woche für einen ausreichenden Trainingseffekt erforderlich sind. Werden weniger als zwei Einheiten pro Woche geleistet, erfolgt keine physiologische Anpassung an den Trainingsreiz. Daraus ergibt sich, dass die Motivation der Zielgruppe zu einer ausreichenden Trainingsintensität und -dauer der Schlüsselfaktor in der ambulanten Rehabilitation von Osteoporosepatientinnen und -patienten ist. Um die Motivation zu erhöhen und die Trainingstreue zu gewährleisten, sind folgende Faktoren hilfreich:

Es sollte mindestens zwei Trainingseinheiten unter (physiotherapeutischer) Anleitung, geräteunabhängig auf ärztliche Verordnung in Form eines Zirkeltrainings (Reha-Sport §44 SGB IX) geben. Dann ist eine homogene Trainingsgruppen hinsichtlich Krankheitsstadium, Schweregrad der Beeinträchtigung, Altersgruppe und vorhandener Bewegungskompetenz zur gezielten Ansprache und Anwendung angepasster Leistungsparameter wünschenswert. Durch eine abwechslungsreiche Gestaltung der einzelnen Trainingseinheiten unter Einbeziehung komplementärer Methoden wie Wandern, Tanzen, Tai-Chi, Qigong und Aktivitäten im Freien wie Waldbaden, Nordic Walking, Wandern und Singen, erhöhen Sie den Trainingseffekt. Wenn die Teilnehmenden aktiv in die Gestaltung der Übungseinheit durch Übernahme von Anleitungen (»Vorturnen«) miteinbezogen werden, steigen die Motivation und das Durchhaltevermögen. Auflockerung und Bereicherung der Trainingseinheiten durch ergänzende Angebote wie Schulung, Aufklärung, Beratung, Austausch, Kochkonzepte, zahlen auf Spaß und Freude am Training ein. Eine fortwährende Variation der abgeforderten Leistungsparameter beugt einer neuromuskulären Ermüdung vor. Eventuell gelingt es auch, mithilfe einer App zu trainieren, was allerdings einen gewissen Medienkompetenz der Älteren voraussetzt. Gegen Ende einer Trainingseinheit kann der Leistungsfortschritt mit visueller Dokumentation durch Therapeuten/Arzt in Form des geriatrischen Sturzassessments oder der Handkraftmessung gezeigt werden. Auch das trägt sicher zur Zufriedenheit des Patienten bei. Die von mir in Ergänzung zum vorliegenden Buch entwickelte App BoneFit stellt ein solches Übungs- und Kontrolle-Tool dar. Mithilfe der App können Sie Ihr tägliches Trainingsprogramm gestalten und Ihre erzielten Erfolge auf lange Sicht dokumentieren. Zusätzlich erhalten Sie in der App BoneFit eine Anleitung zum Qigong und zur Atemmeditation. Über die App können Sie auch meinen monatlich erscheinenden Gesundheitsbrief abonnieren.

Angebote nutzen

Altenheime, Seniorentageseinrichtungen sowie Volkshochschulen, Selbsthilfegruppen, Physiotherapeuten und Fitnessstudios bieten Programme zur Bewegungsförderungen und Sturzprävention an. Nutzen Sie diese Angebote regelmäßig. Regelmäßigkeit, mindestens 2- bis 3-mal pro Woche allein oder in einer Gruppe, egal zu welcher Jahreszeit – wichtig ist: Tun! Gestalten Sie die Übungen möglichst sturzsicher. Halten Sie sich an einer Stuhllehne fest, lehnen Sie sich an der Wand an und tragen Sie passendes und rutschfestes Schuhwerk. Beachten Sie die Warnsignale Ihres Körpers wie Schmerzen, Schwindel, Seh- oder Hörstörungen. Und nehmen Sie angebotene Hilfen von Angehörigen, Nachbarn und Pflegepersonal dankend an. Die neuen Medien erlauben ein unterstütztes Üben zu Hause. Neben Trainingstipps, Motivation und Anleitung erhalten Sie auch eine statistische Erfolgskontrolle, die Sie motiviert, am Ball zu bleiben.

Mehr Lebensenergie durch Qigong und Tai-Chi

Übungen aus dem Qigong und Tai-Chi sind als Bewegungstherapie bei Osteoporose einsetzbar. Dadurch werden besonders das Gleichgewicht, die Koordination, die Körperwahrnehmung und die Bewegungskompetenz geschult. Qigong und Tai-Chi wurden in der Leitlinie »Physiotherapie in der Osteoporosetherapie« als positiv bewertet. Damit ist ihre Wirkung auf das Krankheitsbild durch evidenzbasierte Daten dokumentiert und eine Kostenübernahme durch die Krankenkassen prinzipiell möglich. Der App BoneFit können Sie die folgenden Übungen inklusive Erläuterungen entnehmen und sich daran orientieren:

Qigong, die »Beschäftigung (Gong) mit der Lebensenergie (Qi)«, ist eine der schönsten und harmonischsten Bewegungsübungen überhaupt. Sie stammt ursprünglich aus dem daoistischen China. Qigong ist eine optimal geeignete Methode, die eigene Körperwahrnehmung und Koordination zu schulen. Die gelenkschonenden und mobilisierenden Bewegungsformen, die meist einfach nachzuvollziehenden Körperhaltungen, die individuell an die jeweiligen konstitutionellen Gegebenheiten angepasst werden, und die Klarheit der strukturierten Bewegungsabläufe haben den Vorteil, dass Qigong in jedem Lebensalter praktiziert werden kann. Die Sanftheit und Synchronisation der Bewegungsabläufe von rechts nach links, von oben nach unten, von vorn nach hinten, die eintretende Beruhigung des Geistes im Fließen des Atems machen Qigong zu einer idealen täglichen Begleitung. Die Übungen eignen sich sehr gut sowohl für die ambulante als auch im Rahmen der stationären Rehabilitation. Im harmonischen Wechsel werden alle großen Muskelketten angesprochen und alle Gelenke bewegt. Beenden Sie nach Möglichkeit jede oben erläuterte Trainingseinheit mit der Qigong-Übung der Atemblume! Oder noch besser – begrüßen Sie jeden Morgen und beschließen Sie jede Übung mit der Atemblume.

Die tiefe Symbolik der Übungen

Die Atemblume ist eine wunderschöne Übungssequenz aus dem Qigong. Yin und Yang, Nacht und Tag, Schatten und Sonne, Tal und Berg – alles ist eins und hat doch zwei Pole. Dieses kann nicht ohne Jenes, Werden und Vergehen im ewigen Wandel. Alles bedingt einander. Jedes Phänomen ist ein Resultat seiner Ursachen und wird selbst Ursache für Neues sein. Qigong dient der Pflege der Lebensenergie Qi. Da die Osteoporose symbolhaft für das Nachlassen der Lebensenergie am Ende eines erfüllten Lebenszyklus steht, bieten sich Übungen zur Lebenspflege, zur Bewahrung des Qi, geradezu an. Die Atemblume erzählt vom Werden und Vergehen des Lebens. Von der Verwurzelung des Samens über das Erblühen bis zum Vergehen und Wiederauferstehen im ewigen Kreislauf des Lebens. Die Übung ist leicht zu erlernen, sanft und ausdrucksstark. Sie trägt eine tiefe Symbolik in sich.

Die Atemblume besteht aus acht miteinander verwobenen Bewegungsabläufen:

1. Der Keim
2. Die Knospe
3. Die Blüte öffnet sich
4. In der Blüte nach oben
5. In der Blüte nach unten
6. Den Samen aussäen
7. Sich verwurzeln
8. Zurück zum neuen Keim

Vorbereitende Übungen

Diese Übung dient mir in der Vorbereitung der Atemblume und stammt aus dem Qigong Yangsheng:

»Stehen wie eine Kiefer«

1. Ausgehend vom natürlichen Stand verlagern wir kurz das Gewicht auf den rechten Fuß und schieben den linken Fuß zur Seite, bis die Füße schulterbreit parallel zueinanderstehen. Danach das Gewicht wieder gleichmäßig auf beide Beine verteilen. In den Knien stehen wir leicht gebeugt und federnd, aber doch mit den Füßen fest verwurzelt. Wir spüren und visualisieren unter unseren Fußsohlen eine »sprudelnde Quelle«, den Akupunkturpunkt Yongquan (Niere 1). In Gedanken nehmen

wir die Energie einer warmen Thermalquelle in uns auf und leiten sie nach oben. Ganz leicht, wie eine Kiefer im Wind, pendeln wir um unsere Mitte. Dabei lenken wir die Aufmerksamkeit mit dem Atem in unser Zentrum, etwa handbreit unter dem Nabel. Wir lassen den Atem auf natürliche Weise fließen. Beim Einatmen spüren wir die Wärme und die Leichtigkeit unseres Körpers, beim Ausatmen entspannen wir uns und lassen los. Es stellt sich ein natürlicher Rhythmus von Heben und Senken ein.

2. Die Arme hängen leicht seitlich am Körper und werden in den Schultern von einer aufspannenden Kraft getragen. Die Vorstellung, ein kleiner Luftballon in den Achselhöhlen drückt die Arme nach außen zu einem leichten Bogen, hilft dabei. Mit jedem Atemzug werden wir ruhiger. Wir begrüßen den Tag mit einem Lächeln im Gesicht. Die Augen sind nicht zugekniffen. Die Augenlider haben sich leicht gesenkt, bis nur noch ein Schimmer Tageslicht eintritt. Der Blick ist unbestimmt auf die Nasenspitze gerichtet. Die Mittelfinger zeigen Richtung seitliche Hosennaht. Der Kopf ruht ruhig über der Wirbelsäule, der Nacken ist entspannt.

»Zwei Bälle unter Wasser halten«

3. Wir drehen die Handflächen nach hinten und bewegen die Hände auf einer Kreisbahn nach hinten, zur Seite und wieder nach vorn. Wenn die Hände wieder neben dem Körper angekommen sind, zeigen die Handflächen nach unten. Während der Kreisbewegung der Hände um den Körper herum, stellen wir uns vor, die Fingerspitzen bewegten sich durch Wasser. Sind die Hände neben dem Körper angelangt, spüren wir noch einmal der aufspannenden Kraft der Arme nach. Nun stellen wir uns vor, zwei Bälle mit unseren Handflächen unter Wasser zu drücken. Mit unserem Atem hebt und senkt sich der Körper und hält dabei die Bälle im Wasser. Wir stehen locker und federnd. Die Hände liegen seitlich neben dem Körper und werden von den Bällen getragen. Der Schultergürtel ist locker und entspannt.

»Tragen und Umfassen«

4. Nun führen wir die Hände auf Gürtelhöhe wieder nach innen und vorn zur Mitte. Dabei streichen wir mit den Händen über die Wasseroberfläche. Anschließend beschreiben die Hände einen Bogen zur Seite und wieder nach vorn etwas unterhalb des Nabels, wobei wir die Handflächen nach oben wenden. Unsere Arme bilden nun einen weiten Kreis vor unserem Nabel, wir blicken in die Handflächen. Wir kommen vollkommen zur Ruhe.

Die Atemblume

Aus der Vorbereitungsübung drehen wir die Hände so, dass sich die Handrücken vor unserem Nabel gegenseitig berühren. Der Übungszyklus beginnt.

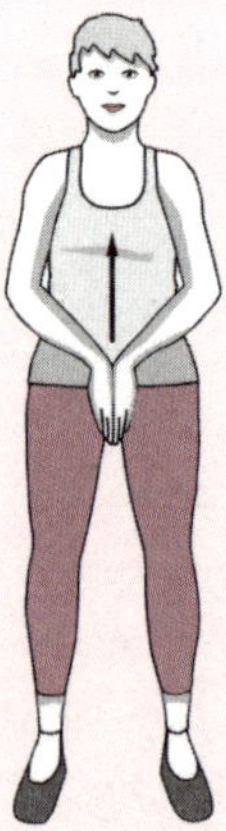

1. Der Keim: Die Hände liegen mit den Handrücken zueinander auf Höhe der Gürtelschnalle.

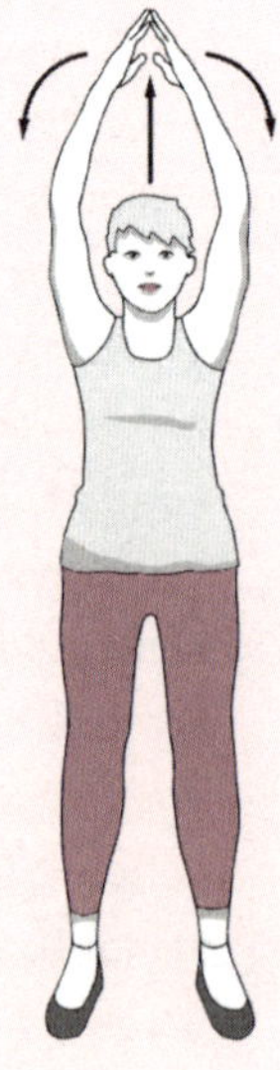

2. Die Knospe: Mit einem leichten Absenken der Arme leiten wir das Steigen dieser ein, wobei die Handrücken solange es geht aneinander liegen bleiben. Etwa auf Höhe des Stirnchakra lösen sich die Hände voneinander und steigen über unseren Scheitel auf. Der Körper reckt sich wie eine erwachende Blume der Sonne entgegen, wobei er am Scheitelpunkt von einer kosmischen Kraft

nach oben gezogen wird. Die Fingerspitzen beider Hände berühren einander leicht. Am höchsten Punkt der Bewegung verweilen wir kurz.

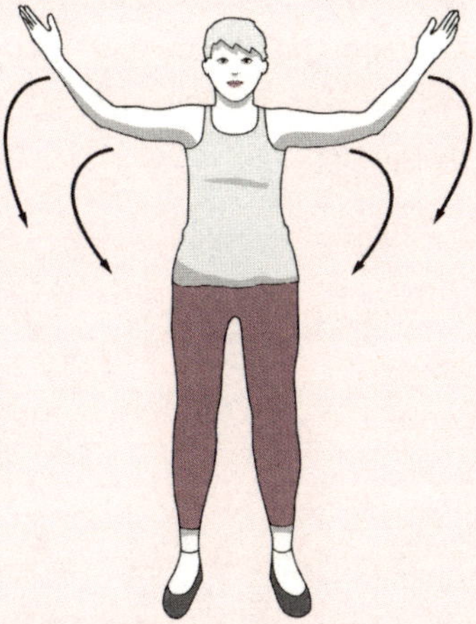

3. Die Blüte öffnet sich: Nun beginnt mit einem kaum merklichen Strecken die Auflösung der Spannung, und die Hände sinken langsam seitlich am Körper im großen Bogen nach unten. Am tiefsten Punkt der Bewegung verweilen wir wieder kurz. Die Handflächen zeigen nach vorn.

4. In der Blüte nach oben: Wir führen die Hände erneut vor dem Körper zusammen, wobei die Handflächen nach oben zeigen. Die Fingerspitzen berühren einander leicht. Wir lassen die Hände auf unserem Atem nach oben bis auf Höhe des Herzchakra steigen. Dabei richten wir uns auf. Am Ende der Bewegung drehen sich die Hände auf natürliche Weise vor der Brust und die Handflächen weisen nach unten. Die Arme schweben wie auf einem großen Ballon.

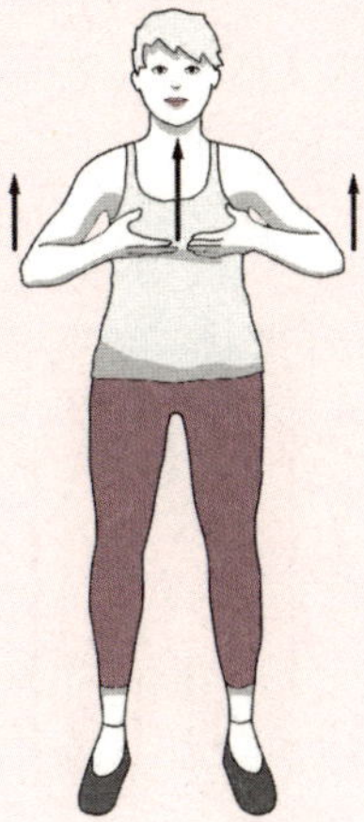

5. In der Blüte nach unten: Mit einem nochmaligen, kaum wahrnehmbaren Steigen leiten wir das Sinken der Arme ein, die Handflächen zeigen nach unten. Die Ellenbogen sind schwerer als die Hände und führen das Sinken an. Das Sinken endet auf der Höhe des Gürtels.

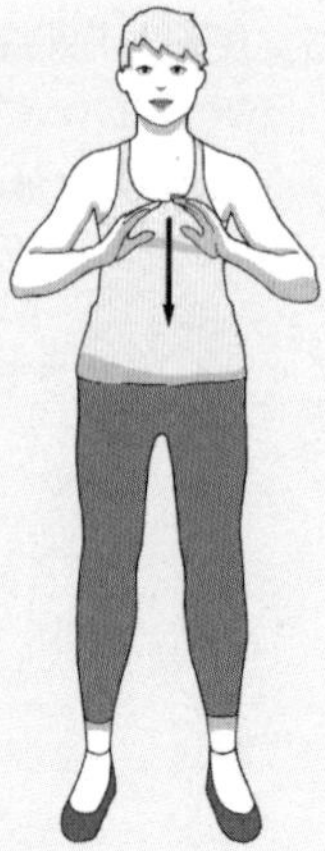

6. Den Samen aussäen: Im großen Bogen werden die Hände um den Körper geführt und wir sammeln mit unseren Händen alle Energie ein. Am Ende liegen die Handflächen auf dem unteren Rücken.

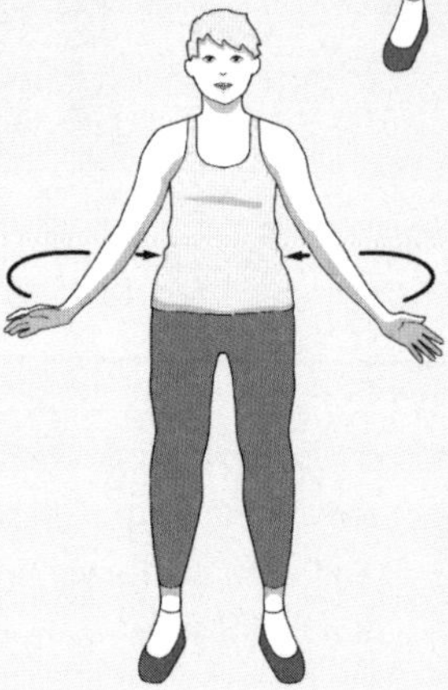

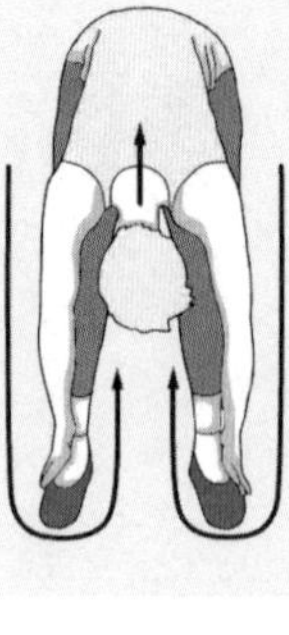

7. Sich verwurzeln: Die Handflächen streichen entlang der Bein-Yang-Meridiane (Blase, Gallenblase und Magen) an der Beinaußenseite bis zur Fußaußenkante herab, um den Fuß zur Fußinnenseite herum und steigen auf der Beininnenseite, die Bein-Yin-Meridiane (Milz, Leber und Niere) mit den Handflächen streichend, nach oben. Beim Aufsteigen nehmen wir alle Quellenergie aus dem Nierenquellpunkt mit nach oben.

8. Zurück zum neuen Keim: Beim Wiederaufrichten legen sich die Handrücken wieder auf Höhe der Gürtelschnalle aneinander, und der Zyklus beginnt von Neuem.

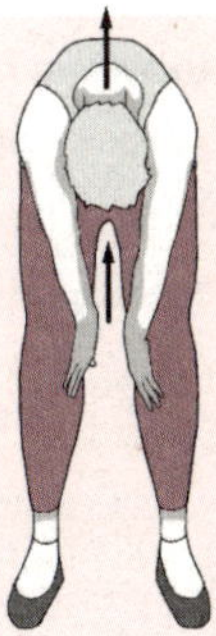

Den Zyklus wiederholen wir, so oft es uns gefällt. Wirkungsvoller werden die Übungen, wenn Sie die Bewegung mit dem Atem synchronisieren können. Einatmen ist dann immer mit aufrichten, Ausatmen mit sinken verbunden. Wenn Ihnen die Übung nach einer gewissen Zeit in Fleisch und Blut übergegangen ist, können Sie sich mehr und mehr auf die Energieströme in Ihrem Inneren konzentrieren. Lernen Sie, dem Fluss Ihrer Lebensenergie Qi nachzuspüren. Spüren Sie, wie Wärme in Ihnen aufsteigt, wenn Sie sich wieder aufrichten und der Atem Sie durchströmt. Visualisieren Sie die Blume auf der Wiese, wie sie sich im Winde wiegt, wie Sie sich als Frühjahrblume in der Morgensonne öffnen.

Abschließende Übung

Mit der Abschlussübungen fahren Sie die Ernte Ihrer »Arbeit mit der Lebensenergie Qi« ein.

1. Wenn wir uns im letzten Durchgang der Atemblume aufrichten, führen wir die Handflächen im Bogen zum Rücken und legen sie etwas seitlich auf den unteren Rücken, in der Höhe vom zweiten Lendenwirbel. Die Fingerspritzen weisen dabei nach unten. Mit leichtem Druck reiben die Handflächen in kleinen kreisenden Bewegungen den unteren Rücken. Die sinkenden Hände werden leicht nach außen geführt, die steigenden Hände treffen sich in der Mitte an der Wirbelsäule. Die Kreise führen wir 4-mal aus.

2. Nachdem die Hände zum 4. Mal an der Wirbelsäule aufgestiegen sind, streichen die Handflächen entlang der Gürtellinie nach vorn und kommen unterhalb des Nabels zur Ruhe. Die linke Hand liegt auf der Gürtelschnalle, die rechte Hand auf der linken.

3. Die übereinanderliegenden Hände beschreiben nun vier größer werdenden Kreise um den Nabel. Die Bewegung beginnt nach rechts unten. Der Körper hebt und senkt sich im Rhythmus der Kreise und des Atems. Nach dem 4. Kreis verweilen wir kurz und spüren der Energie und Wärme im Bauchraum nach. Vielleicht können Sie ein leichtes Kribbeln wahrnehmen. Nun wechseln wir die Richtung und die vier Kreise werden wieder kleiner, bis die Hände unterhalb des Nabels zur Ruhe kommen und wir wieder verweilen.

4. Lösen Sie nun die Hände vom Nabel und lassen Sie die Hände aufwärtssteigen, wie von einem Ballon getragen, vor dem Körper bis zur Brustmitte nach oben. Die Handflächen liegen zueinander gewandt, etwa 5 cm voneinander entfernt, die Fingerspitzen weisen nach oben. Abwechselnd senken und heben Sie nun beide Hände im Atemrhythmus 4-mal, wobei die linke Hand beginnt. Zum Schluss liegen sich die Handflächen wieder auf Brusthöhe gegenüber.

5. Zum Abschluss trennen sich unsere Hände, indem sie in einer bogenförmigen Bewegung sinken. Die Handflächen zeigen nach unten. Während des Sinkens der Hände verlagern wir das Gewicht auf den rechten Fuß und stellen den linken Fuß neben den rechten. Wir stehen nun wieder in der Ausgangsstellung. Wir spüren ein letztes Mal den Energieströmen in uns nach und genießen und verinnerlichen dieses Gefühl der Wärme und Lebendigkeit.

Alle beschriebenen Bewegungssequenzen der Atemblume lassen sich ebenso gut im Sitzen auf einem Hocker ausführen. Sie sind auch sehr gut für eine Gruppentherapie geeignet und können in jedem Lebensalter ausgeführt werden. Vielleicht treffen Sie sich mit Gleichgesinnten und üben auf einer Frühlingswiese oder an einem Bachlauf.

Kochen für die Knochen – Ernährungstipps und Rezepte

Obwohl die Osteoporose ein multifaktorielles und polygenetisch definiertes Krankheitsbild ist, sind die individuellen Ernährungsgewohnheiten sicher einer der entscheidendsten Einflussfaktoren.

Kalzium ist das mit Abstand am häufigsten im Organismus vorkommende Mineral. Nahezu 100 % des Kalziums, das sind bei 70 kg Körpergewicht etwa 1,2 kg Kalzium, sind in den Knochen und Zähnen gespeichert und geben der Knochen- und Zahnmatrix die Festigkeit und Stabilität. Daneben benötigt der Organismus Kalzium für viele neurologische und elektrophysiologische Vorgänge. Dafür ist ein konstanter Kalziumspiegel im Blut erforderlich, der fortlaufend vom Körper gemessen und mithilfe von Hormonen reguliert wird. Sinkt der Kalziumspiegel im Blut ab, mobilisiert der Organismus Kalzium aus seinem größten Speicher, dem Knochen. Wird über viele Jahre mehr Kalzium aus dem Knochen entnommen als zurückgeführt, kommt es im Knochen zum Mineralmangel. Er verliert an Festigkeit und Struktur. Schließlich zerbricht der Knochen unter der Last. Auch Salze des Magnesiums sind an der Mineralisation des Knochens beteiligt. Die Einhaltung des korrekten Verhältnisses von Kalzium- und Magnesium ist für die Stoffwechselvorgänge innerhalb des Knochens entscheidend.

Neben dem Kalzium sind die Eiweiße der Grundbaustein für die Knochensubstanz. Die Eiweißmoleküle bilden dreidimensionale Netzwerke in der Grundsubstanz des Knochens, das sogenannte Kollagen. Dieses kollagene Netzwerk verleiht dem Knochen eine gewisse Elastizität und dient den Knochenzellen als Ankerpunkt. Seine Festigkeit erhält der Knochen durch die Einlagerung von Kalziumsalzen entlang der Kollagenfasern, die damit als Kristallisationskatalysatoren dienen. Regulatoren der Mineralisation sind u. a. Vitamin D und Vitamin K_2.

Für eine ausgewogene Ernährung sorgen

Alle Stoffwechselvorgänge des Körpers, auch die Knochensynthese, sind energieabhängig. Die Energie liefern die Kraftwerke der Zellen, die Mitochondrien. Diese sind auf eine kontinuierliche Versorgung mit Substraten, Mineralien, Vitaminen und Spurenelementen angewiesen. Als Energieträger funktionieren gesunde Fette, Fettsäuren und Kohlenhydrate. Als Nebenprodukte der Energiegewinnung entstehen in den Zellen freie Radikale. Das sind hochaggressive Ionen, die die Zellen nachhaltig schädigen können. Diesen Vorgang bezeichnet man als oxidativen und nitrosativen Stress. Zur Entgiftung sind daher die sogenannten Antioxydantien wie Vitamin C und E, Coenzym Q10, Polyphenole und die Spurenelemente und Mineralien Eisen, Kupfer, Mangan und Selen erforderlich.

All die genannten Bausteine, Energieträger, Mineralien, Spurenelemente, Vitamine und Kofaktoren müssen in einer ausgewogenen Ernährung enthalten sein. Unser materieller Körper kann nur aus den Bestandteilen entstehen, die wir ihm zuführen. Durch unseren Umgang mit und unseren Respekt gegenüber der Natur, die Auswahl unserer Lebensmittel, deren verantwortungsvolle Zubereitung und deren achtsamen Verzehr nehmen wir unmittelbar Einfluss auf unser körperliches Befinden.

Im Ayurveda werden 40 % aller körperlichen und seelischen Beschwerden auf eine falsche Ernährung zurückgeführt. In einer richtigen Ernährung liegt der Schlüssel zur Vorbeugung oder Heilung von Krankheiten. Es ist eine wunderbare Erkenntnis, dass man als Betroffener durch eine richtige Handlungsweise in der Lage ist, viele Symptome und Krankheitsbilder selbstverantwortlich zu beeinflussen. Eine ausgewogene und gesunde Ernährung beginnt bereits beim Einkauf. Achten Sie nach Möglichkeit auf frische, regionale und saisonale Lebensmittel. Die richtige Auswahl, Zubereitung und Menge der Nahrung können unser Befinden wesentlich beeinflussen. Extreme gilt es in jeder Hinsicht zu vermeiden.

Eine gute Verdauung beginnt mit dem Kauen

Die Nahrungsaufnahme beginnt mit dem Kauen. Eine effektive Nahrungszerkleinerung durch das Kauen und eine gute Einspeichelung sind Grundvoraussetzungen für die weitere Nährstoffverwertung. Eine schlechtsitzende Zahnprothese oder Karies können hier schon negativen Einfluss habe. Studien zeigten, dass unter einer Dauertherapie mit Magensäureblockern sich bereits in der Mundhöhle Veränderungen der bakteriellen Besiedlung zeigen.

Die weitere Nahrungsverwertung im Magen steht unter dem direkten Einfluss der Magensäure. Wird diese dauerhaft durch Medikamente reduziert, können wichtige Nahrungsbestandteile nicht verwertet werden. Das betrifft sowohl Mineralsalze des Kalziums und Magnesiums als auch verschiedene Vitamine. Der Leber kommt die wichtige Bedeutung zu, aus den körperfremden Nahrungsbestandteilen körpereigene Substrate zu produzieren. Die Synthese körpereigener Fette, Kohlenhydrate und Eiweiße ist unmittelbar von der Leistungsfähigkeit der Leber abhängig. Eine Leber, die durch jahrelange Ablagerung von Fetten in eine nichtalkoholische Fettleber umgebaut wurde, kann diese Aufgaben nicht mehr erfüllen. Wenn man bedenkt, dass die Leber auch zur Entgiftung all der Medikamente zuständig ist, die Sie einnehmen, kann man sich leicht vorstellen, dass bei fünf, zehn oder mehr Tabletten pro Tag die Leberleistung für die eigentlichen Aufgaben nicht mehr ausreicht. Die Versorgung des Körpers mit Proteinen, Fetten und Kohlenhydraten ist dann nicht mehr sichergestellt.

Um einem Kalziummangel vorzubeugen, wird eine tägliche Zufuhr von 1000–1500 mg Kalzium über die Nahrung empfohlen. Hauptlieferanten für Kalzium sind Milch und Milchprodukte. Aber auch über Mineralwasser, Obst und Gemüse lässt sich eine ausreichende Kalziumversorgung sicherstellen. Grünkohl und Brokkoli, Haferflocken, Nüsse und Hülsenfrüchte sind gute Kalziumquellen. Um das Nahrungskalzium aufnehmen und im Körper verteilen zu können, sind die Vitamine D und K_2 erforderlich. Die Bedeutung von Vitamin D für den Knochenstoffwechsel ist unstrittig. Da laut Nationaler Verzehrstudie ein überwiegender Teil der Bevölkerung aller Altersgruppen unter einer ungenügenden Zufuhr von Vitamin D leidet, ist in Deutschland eine generelle Vitamin-D-Substitution von 800–1000 IE Vitamin D zu empfehlen. Die überall wiedergegebene Empfehlung, täglich für 15 Minuten in die Sonne zu gehen, um genügend Cholecalciferol in der Haut zu bilden, wird durch die ständigen Wiederholungen nicht überzeugender. Zum einen reicht im Winterhalbjahr die Intensität der Sonneneinstrahlung schlicht nicht aus, um eine ausreichende Synthese in der Haut anzuregen. Die Sonne scheint zu wenig und der Eintreffwinkel der Sonnenstrahlen auf die Haut ist zu flach. Im Sommerhalbjahr ist der korrekte Eintreffwinkel nur in der Mittagszeit, etwa von 11 bis 14 Uhr gegeben. Aber wer hält sich regelmäßig in der Mittagszeit im Sommer mit unbekleideten Armen oder Beinen und ungeschütztem Gesicht in der Sonne auf? Das sind wahrscheinlich nur die Golfer und Segler. Und wenn Sie heute keinen Sonnenschutz mit Faktor 50 auftragen, bekommen Sie zu Recht mächtig Ärger mit Ihrem Hautarzt. Ab einem Sonnenschutzfaktor 10 können Sie jedoch jede Vitamin-D-Synthese in Ihrer Haut vergessen. Ohne Vitamin-Substitution geht es nicht!

Extra: Wissenswertes für einen guten Kalziumwert

Mit dem hier abgebildeten Kalzium-Rechner können Sie Ihre persönliche Kalziumaufnahme ermitteln. Anhand dieser Tabelle können Sie sich ein Excel-Tool anlegen, das Ihnen Ihre tägliche Kalziumaufnahme errechnet. Diese sollte zwischen 1000 und 1500 mg Kalzium pro Tag liegen. Kalzium ist der zentrale Bestandteil einer gesunden Knochensubstanz. Mit einem Glas Milch, einem Becher Joghurt (250 g) und zwei Scheiben Schnittkäse ist der tägliche Bedarf an 1000 mg Kalzium gedeckt.

Kalzium-Rechner Dr. König – Osteoporosezentrum

Ermitteln Sie Ihre tägliche Kalzium-Zufuhr. Der tägliche Kalziumbedarf für Frauen und Männer über 50 Jahren liegt bei 1000–1500 mg. Bitte beachten Sie die Mengeneinheiten unter Einheit/Woche.

Wie viel essen bzw. trinken Sie in der Woche?		Eingabe	Einheiten
1.	Vollmilch (Glas = 200 ml)	0,0 × 34 mg	Gläser
2.	Joghurt (Portion = 150 g)	0,0 × 26 mg	Portionen
3.	Quark (Portion = 250 mg)	0,0 × 36 mg	Portionen
4.	Hartkäse (Emmentaler, Edamer, Gouda, Bergkäse, Parmesan)	0,0 × 43 mg	Scheiben
5.	Weichkäse (Camembert, Brie, Gorgonzola, Ecke/Portion = 50 g)	0,0 × 29 mg	Portionen
6.	Salat/Gemüse (inkl. Gemüsesuppe)	0,0 × 21 mg	Portionen
7.	Brot (Scheibe/Brötchen = 50 g)	0,0 × 4 mg	Scheiben
8.	Vollmilchschokolade (Riegel/Reihe = 20 g)	0,0 × 6 mg	Riegel/Reihen
9.	Leitungswasser (Kalziumgehalt = 90 mg pro Liter)	0,0 × 13 mg	Liter
10.	Mineralwasser (Kalziumgehalt = 200 mg pro Liter)	0,0 × 28 mg	Liter
Kalziumbilanz (ein Minus bedeutet Ernährungsdefizit): (–)XXX mg/Tag			

Empfehlungen für eine knochenfreundliche Ernährung

Mit der Umsetzung von ein paar wenigen Empfehlungen zu einer knochenfreundlichen Ernährung können Sie viel für Ihren Körper tun. Trinken Sie kalziumreiches Mineralwasser mit mehr als 300 mg Kalzium pro Liter. Nehmen Sie natriumarmes Mineralwasser zu sich, da Natrium die Ausscheidung von Kalzium im Urin fördert.

Wenn möglich, würzen Sie Ihre Speisen mit frischen Kräutern. Das stärkt Ihre Knochen. Oxalsäure blockiert die Kalziumaufnahme im Darm. Essen Sie oxalreiche Lebensmittel nur gelegentlich. Oxalsäurereich sind: Rote Bete, Rhabarber, Spinat, Mangold, Kakao und Schokolade.

Leider gibt es auch zu beachten, dass Koffein die Kalziumausscheidung im Urin erhöht. Trinken Sie daher nicht mehr als zwei Tassen Kaffee oder schwarzen Tee pro Tag. Ersetzen Sie diese Getränke lieber durch grünen Tee oder Kräutertee.

Nehmen Sie möglichst nur zwei Fleischmahlzeiten pro Woche zu sich, da durch tierisches Eiweiß und Phosphat weniger Kalzium für den Knochenaufbau zur Verfügung steht. Ersetzen Sie Wurst durch Käse und Fleisch durch Fisch. Meiden Sie phosphathaltige Lebensmittel (Weichkäse, viele Wurstsorten). Auch mit dem Alkoholkonsum sollten Sie sich besser zurückhalten.

Für Ihre Vitamin-D-Versorgung essen Sie ein- bis zweimal in der Woche Salzwasserfisch (z. B. Hering, Lachs, Makrele). Eine Ergänzung mit Vitamin-D-Tabletten oder Vitamin-D-Öl ist sinnvoll. Vitamin K_2 spielt eine wichtige Rolle bei der Knochenqualität. Hohe Konzentrationen finden sich in Kohlarten (Sauerkraut), frisch zubereitetem und verzehrtem Mangold, Hammel- oder Hühnerfleisch. Auch diese Lebensmittel lassen sich einfach und köstlich zubereiten.

Durch den westlich geprägten Lebensstil kommt es leicht zu einer Übersäuerung des Organismus. Dadurch verliert der Körper Kalzium. Achten Sie auf eine Ernährung, die pflanzliche Kost betont. Grünes Gemüse hilft dem Körper, die Übersäuerung auszugleichen. Meiden Sie generell das Wiederaufwärmen von Speisen.

Extra: Rezeptvorschläge für eine Osteoporose-angepasste Ernährung

Frühstück

Porridge

Zubereitungszeit: 15 min.
Zutaten für 1 Person

- ½ Tasse Haferflocken
- 150 ml Milch
- 1 Prise Salz
- 1 TL Honig
- ½ TL Kurkuma
- 1 EL Butter
- 1 EL Leinsamen
- 1 TL Chiasamen
- 1 TL Cranberrys
- 2 EL Früchte (Banane, Apfel)
- 1 Tropfen ADEK-Öl

Weichen Sie die Haferflocken im Topf mit Wasser bedeckt über Nacht ein. Am nächsten Morgen die Haferflocken mit der Milch übergießen und kurz aufkochen. Die Prise Salz, den Honig und Kurkuma zugeben. In eine Schüssel umfüllen, die Butter zugeben und einrühren. Nach Bedarf mit Leinsamen, Chiasamen, Cranberrys oder anderen Körnern verfeinern. Je nach Saison frische oder getrocknete Früchte zugeben. Einen Tropfen der fettlöslichen Vitamin A, D, E und K dazugeben.

Trinken Sie dazu 250 ml basischen Kräutertee oder, wenn Sie mögen, 250 ml Kefir, Molke, Buttermilch, Goldene Milch oder Ingwer-Tee.

Köstliches Fruchtjoghurt

Zubereitungszeit: 10 min.
Zutaten für 1 Person

- 250 mg Naturjoghurt (3,5 % Fett)
- 20 g Molkepulver
- 50 g Knuspermüsli
- 1 TL Honig
- 1 EL Leinsamen
- 1 EL Walnüsse
- 2 EL Trockenpflaumen oder Früchte
- 1 TL Astragalus membranaceus
- 1 Tropfen ADEK-Öl

Trinken Sie vor dem Frühstück eine Tasse sehr warmes Wasser. Das regt Ihren Verdauungstrakt an und beruhigt den Magen. Füllen Sie den Joghurt mit dem Molkepulver in eine Schüssel. Geben Sie das Knuspermüsli hinzu und überziehen es mit Honig. Danach nach Lust und Laune Körner, Samen oder Nüsse darüberstreuen und Früchte hinzugeben. Den Tropfen ADEK-Öl und den Teelöffel Astragalus hinzugeben und genießen.

Trinken Sie dazu 100 ml Bio-Tomaten- oder Gemüsesaft oder einen basischen Kräutertee.

Quinoa-Frühstücksbowl

Zubereitungszeit: 30 min.
Zutaten für 1 Person

- ½ Tasse Quinoa
- 1 Tasse Wasser
- ½ Tasse ungesüßte Mandelmilch
- ½ Teelöffel Zimt

- 1 Teelöffel Honig
- ½ Tasse gemischtes Obst (z. B. Beeren, Bananen, Äpfel, etc.)
- 1 Esslöffel gehackte Nüsse (z. B. Mandeln, Walnüsse, etc.)

Quinoa in einem Sieb abspülen und in einem Topf mit Wasser zum Kochen bringen. Hitze reduzieren und Quinoa 15–20 Minuten köcheln lassen, bis das Wasser aufgesogen und die Quinoa weich ist. In der Zwischenzeit Mandelmilch, Zimt und Honig in einem separaten Topf erhitzen und gut vermischen. Wenn die Quinoa gekocht ist, die Milchmischung hinzufügen und gut vermengen. Quinoa in eine Schüssel geben und mit gemischtem Obst und Nüssen garnieren. Diese Frühstücksbowl ist reich an Kalzium und Vitamin D durch die Mandelmilch und die Nüsse, während Quinoa eine gute Proteinquelle ist. Das Obst liefert zusätzliche Nährstoffe und Ballaststoffe.

Eine sinnvolle Nahrungsergänzung zum Frühstück wäre: 15 mg Coenzym Q10 (flüssig), 2 g BCAA (Eiweiß), 600 mg Kurkuma und 400 mg OPC.

Als kleine Zwischenmahlzeit empfehle ich einen Power-Eiweiß-Riegel und einen Apfel. Auch ein Glas Buttermilch, 250 ml Kefir oder Molke können als Zwischenmahlzeit dienen.

Mittagessen

Süßkartoffel-Lachs-Pfanne

Zubereitungszeit: 45 min.
Zutaten für 1 Person

- 300 g Süßkartoffeln
- ½ Zwiebel
- 75 g Karotten
- ¼ Kopf Brokkoli

- 100 g Lachsfilet
- 40 ml Milch
- 75 g Naturjoghurt
- 50 g Parmesan, gerieben
- Salz, Pfeffer

Süßkartoffeln und Zwiebel schälen und in Würfel schneiden. Karotten waschen und würfeln. Brokkoli abspülen und klein schneiden. Den klein geschnittenen Lachs und die Zwiebelwürfel in einem Topf glasig andünsten. Dann mit den Süßkartoffeln und den Brokkoli weiterdünsten. Die Karotten hinzugeben und 20 Minuten garen. Den Backofen zwischenzeitlich auf 200 °C vorheizen. Naturjoghurt mit Milch verrühren und mit Salz und Pfeffer abschmecken. Das bissfest gegarte Gemüse mit dem Lachs in eine Auflaufform schichten und mit Joghurtsauce und geriebenem Käse bedecken. Für 10–15 Minuten im Backofen fertiggaren.

Zum Trinken empfehle ich kalziumreiches Mineralwasser oder basischen Kräutertee.

Mariniertes Heringsfilet

Zubereitungszeit: 30 min. (1–2 Nächte ziehen lassen)
Zutaten für 1 Person

- 2 Äpfel
- 100 ml saure Sahne
- 100 ml Joghurt
- 500 ml Milch
- 2 Zwiebeln
- ¼ Salatgurke
- 1–2 Tomaten
- 6–8 Heringsfilets
- 3–4 Pellkartoffeln
- Salz, Pfeffer

Die Äpfel klein würfeln. Saure Sahne, Joghurt und Milch in einer Schüssel verrühren. Die Zwiebeln klein würfeln und die Gurke in dünne Scheiben hobeln. Dann in die Schüssel geben und mit der Sahne verrühren. Die Tomaten in feine Scheiben schneiden und unterheben. Mit Salz, Pfeffer und nach Bedarf Meerrettich abschmecken. Die Heringsfilets hinzugeben und für ein bis zwei Nächte ziehen lassen. Am besten kochen Sie auch am Vorabend die Pellkartoffeln.

Zum Trinken empfehle ich kalziumreiches Mineralwasser oder besser warmen basischen Kräutertee.

Lachsfilet mit Brokkoli und Quinoa

Zubereitungszeit: 60 min.
Zutaten für 1 Person

- ½ Tasse Quinoa
- Tasse Wasser oder Gemüsebrühe
- 1 Tasse Brokkoli, in kleine Röschen geschnitten
- 1 Lachsfilet (ca. 150 g)
- 1 Teelöffel Olivenöl
- ½ Teelöffel Knoblauchpulver
- ½ Teelöffel Paprikapulver
- Salz und Pfeffer nach Geschmack

Quinoa in einem Sieb abspülen und in einem Topf mit Wasser oder Gemüsebrühe zum Kochen bringen. Hitze reduzieren und Quinoa 15–20 Minuten köcheln lassen, bis das Wasser aufgesogen und die Quinoa weich ist. In der Zwischenzeit den Backofen auf 180° C vorheizen. Brokkoliröschen in eine Auflaufform legen und mit Olivenöl, Knoblauchpulver, Paprikapulver, Salz und Pfeffer würzen. Lachsfilet auf den Brokkoli legen und mit etwas Salz und Pfeffer würzen. Die Auflaufform in den Ofen stellen und den Lachs ca. 15–20 Minuten backen, bis er gar ist. Quinoa auf einem Teller anrichten und den Lachs mit Brokkoli darauf platzieren.

Dieses Gericht ist reich an Kalzium durch Lachs und Brokkoli, während Quinoa eine gute Proteinquelle ist. Lachs ist auch eine gute Quelle für Vitamin D, das für die Kalziumaufnahme und Knochengesundheit wichtig ist.

Mangold-Pasta

Zubereitungszeit: 30 min.
Zutaten für 2 Personen

- 400 g Tagliatelle/Spaghetti
- 1 Zwiebel
- 2 Knoblauchzehen
- 1 Chilischote
- 200 g Kirschtomaten
- 500 g Mangold
- 3 EL Pinienkerne
- 2 EL Rapsöl
- Salz und Pfeffer
- 2 TL Currypulver
- 2 TL Speisestärke
- 200 ml Kochsahne

Die Pasta nach Anweisung kochen. In der Zwischenzeit Zwiebel, Knoblauch und die Chilischote zerkleinern. Die Kirschtomaten halbieren. Mangold waschen und putzen. Die Blätter in 2 cm breite Streifen, die Stiele in etwa 1,5 cm breite Stücke schneiden. Beim Abgießen der Nudeln 150 ml Kochwasser zurückhalten. Die Pinienkerne in einer Pfanne ohne Öl goldgelb rösten. Rapsöl in einer Pfanne erhitzen. Die Mangoldstiele, Zwiebel, Chili und Knoblauch darin bei mittlerer Hitze 3–4 Minuten anschwitzen. Mit Salz und Pfeffer würzen und das Currypulver hinzugeben. Mit dem Nudelwasser ablöschen. Nun die Mangoldblätter und die Kirschtomaten mit in die Pfanne geben und unterheben. Speisestärke mit der Kochsahne glattrühren und in die Pfanne geben. Nochmals umrühren und abschmecken. Mit den Pinienkernen garnieren und servieren.

Zwischenmahlzeiten

Proteinshake

Ergibt 200 ml

- 2 EL Molke Protein-Isolat (Pulver)
- 1 EL Omega-3-Öl
- 1 Tropfen ADEK-Vitamin-Öl
- 5–10 Hübe Coenzym Q10 (z. B. Ubiquinol SanoMit® flüssig)
- ½ TL Kurkumapulver
- 200 ml Molke/Milch

Alles gut miteinander verrühren und den Shake über den Tag verteilt in 3–5 Dosen trinken.

Frischer Gemüsesmoothie

Ergibt ca. 400 ml, Zutaten für 2 Personen

- 50 g Babyspinat
- Banane
- Kiwi
- Apfel
- 2 TL Granatapfelkerne
- 2 EL Limettensaft
- 300 ml kalziumreiches Mineralwasser

Den Spinat waschen und in den Mixer geben. Die Banane und die Kiwi schälen und zerkleinern. Den Apfel waschen, entkernen und vierteln. Das Obst in den Mixer geben. Den Granatapfel halbieren, Kerne und Fruchtfleisch mit einem Löffel herausheben. Das Fruchtfleisch mit den Kernen in den Mixer geben. Mineralwasser und Limettensaft hinzugeben. Etwa 1 Minuten mixen.

Abendessen

Die Zutaten sind jeweils für 1 Person berechnet.

Brot mit Heringsfilet und Kräuterquark

Zubereitungszeit: 10 min.

- 2 Scheiben (Eiweißbrot, Vollkornbrot oder Natursauerteigbrot)
- 2 Scheiben Käse (Old Amsterdam, Emmentaler, alter Gouda)
- ½ Dose Heringsfilet in Tomatensoße
- 150 mg Kräuterquark
- 2 EL Crème fraîche
- frische Gartenkräuter
- Olivenöl, Salz, Pfeffer

Den Kräuterquark mit Crème fraîche verfeinern. Mit Salz und Pfeffer abschmecken. Etwas Olivenöl hinzugeben. Mit frisch gehackten Gartenkräutern garnieren.

Dazu warmen basischen Kräutertee trinken.

Salat mit Walnüssen und Granatapfel

Zubereitungszeit: 15 min.

- 2 Scheiben Vollkorntoast
- 1 Dose Ölsardinen
- 2 Scheiben Käse
- 2 Handvoll Rucola
- ½ Apfel
- 3–5 Radieschen
- 2 Handvoll Babyspinat
- 1 TL Balsamico-Essig
- 2 TL Traubenkern-Öl
- 1 TL Agavendicksaft
- 1 TL Parmesan, gehobelt
- 1 TL Sesam
- 1 EL Walnüsse
- 2 TL Granatapfelkerne
- Salz, Pfeffer

Spinat und Rucola waschen und abtropfen. Den gewaschenen Apfel in dünne Spalten und die Radieschen in dünne Scheiben schneiden. Walnüsse und Sesam in der Pfanne anrösten. Für das Dressing Öl, Essig, Agavendicksaft, Salz und Pfeffer mischen und abschmecken. Den Spinat, dann die Apfelspalten und die Radieschen mit dem Dressing mischen. Mit den Walnüssen, dem Sesam, den Granatapfelkernen und dem gehobelten Parmesankäse anrichten. Zusammen mit dem Brot und den Ölsardinen servieren.

Dazu kalziumreiches Mineralwasser oder warmen, basischen Kräutertee trinken.

Räucherlachs auf Frischkäse

Zubereitungszeit: 5 min.
Zutaten für 1 Person

- 2 Scheiben Vollkornbrot
- 40g Frischkäse
- 50g Räucherlachs
- Saft von ½ Zitrone
- frischer Dill

Das Brot mit dem Frischkäse bestreichen. Mit den Räucherlachsscheiben belegen. Mit Zitronensaft beträufeln. Mit dem frischen Dill garnieren.

Dazu kalziumreiches Mineralwasser oder Kräutertee trinken.

Kraftbrühen

Folgende Kraftbrühen können Sie vorkochen und einige Tage im Kühlschrank aufbewahren. Sie eignen sich als Vorsuppe oder als Grundlage für eine Hauptmahlzeit.

Geflügel-Kraftbrühe

- Suppenhuhn (Gänseklein oder Entenklein)
- Zwiebel
- Suppengrün
- Handvoll Wacholderbeeren
- Petersilienknolle
- frischer Ingwer
- 3–5 Lorbeerblätter
- Pfeffer, Salz, Kurkuma

Das Suppengrün waschen und zerkleinern. Die Zwiebel schälen und vierteln. Im Topf mit etwas Öl leicht anschwitzen. Das Huhn dazugeben. Leicht anbräunen. Dann mit Wasser oder Geflügelfond aufgießen, die Lorbeerblätter, Wacholderbeeren und den Ingwer dazugeben und für 4–8 Stunden bedeckt köcheln lassen. Den Schaum gelegentlich abschöpfen. Das Huhn herausnehmen und den Sud durch ein Sieb geben. Brühe mit Salz, Pfeffer und Kurkuma abschmecken. Im Kühlschrank aufbewahren.

Lammbrühe

- Lamm- oder Hammelknochen
- Suppengrün
- 2–3 Knoblauchzehen
- 3–5 Lorbeerblätter
- Nelken
- Pfefferkörner
- Petersilienwurzel
- Handvoll Wacholderbeeren
- frischer Ingwer
- Walnussöl

Die Knochen in etwas Öl mit dem Suppengrün und den Knoblauchzehen anbraten. Die Gewürze hinzugeben und weiter anbraten. Mit kaltem Wasser oder Wildfond aufgießen. Petersilie und Wacholderbeeren zugeben und für 4–8 Stunden köcheln. Anschließend durch ein Sieb oder Tuch abseihen und im Kühlschrank aufbewahren.

Lassen Sie sich die Gerichte gut schmecken und genießen Sie die ausgewogene Zusammensetzung der Rezepte für Ihre Knochengesundheit!

Ein Blick über den Tellerrand

Die traditionellen Medizinsysteme Asiens weisen aufgrund ihrer philosophischen Wurzeln gänzlich andere Gedankenstrukturen auf als die in der westlichen Schulmedizin. Steht die Schulmedizin in der Tradition der klassischen Naturwissenschaften und des cartesianischen Weltbildes, so beruhen die asiatischen Modelle auf der Vorstellung einer vollkommenen Einheit von Körper, Seele und Geist und dem Konzept einer universellen Lebensenergie. Der freie Fluss dieser Lebensenergie, Prana oder Qi genannt, ist Garant eines erfüllten Lebens und eines gesunden Körpers. Dieser Energiefluss gehorcht universalen Ordnungsprinzipien.

Für die abendländisch-christlichen Wissenschaften stellen die cartesianische Trennung von Leib und Seele und der damit zementierte Dualismus von Subjekt und Objekt eine bis heute vor allem in der Medizin fortdauernde Limitierung der menschlichen Erkenntnisfähigkeit dar. Im Gegensatz zu den asiatischen Philosophien, die die menschliche Existenz eingebettet sehen in einen Kosmos gegenseitig allumfassender Abhängigkeiten (Yin und Yang im Daoismus oder das Entstehen in Abhängigkeit (bedingtes Entstehen) im Mahayana-Buddhismus), wirkt die westliche Schulmedizin im Zeitalter der Quantenphilosophie geradezu antiquiert. Da die Schulmedizin inzwischen eine universelle Wahrheit und eine universelle Allgemeingültigkeit für sich beansprucht, wirkt sie zunehmend intolerant. Neben »wahr« und »falsch« existieren eben auch noch »wahrscheinlich« und »unwahrscheinlich« ebenso wie »möglich« oder »unmöglich«. Gerade in einer individualisierenden modernen, personalisierten Medizin, in der jede Patientin und jeder Patient die individuelle Krankengeschichte, seinen eigenen sozioökonomischen, familiären und religiösen Hintergrund aufweist, greift ein »so und nicht anders« zu kurz.

Neue Denkmuster zulassen

Es ist längst an der Zeit, das Gedankengebäude der einfachen linearen Wirkungsbeziehungen zugunsten eines nichtlinearen, quantenphysikalischen Denkens in Wahrscheinlichkeiten und Möglichkeiten auch und besonders gerade in der Medizin zu verlassen. Wenn wir denken, messen und analysieren, zerlegen wir die Welt der Phänomene in ihre Teilaspekte, deren Summe am Ende mehr ergibt als das Ganze. Seele und Sinn sind nicht messbar, nur erfahrbar. Aber nur, indem wir die Welt in Teile zerlegen, scheint sie uns erfahrbar zu werden. Eine weitere große Limitierung der endgültigen Erkenntnis entsteht durch den Dualismus unserer Beobachtungen. Die Trennung in Beobachter und Beobachtetes verschließt den Blick auf die Zusammenhänge hinter dem Beobachtbaren. Es muss immer klar sein, dass diese Art des Denkens fragmentarisch bleibt und nicht dem Wahrheitsbegriff genügen kann.

Die Medizin des 21. Jahrhunderts steht vor einem Umbruch. Die Integration quantenphysikalischer Erkenntnisse in ganzheitliche, individuelle Behandlungskonzepte in Gestalt eines Mind-Body-Konzepts ist auf dem Vormarsch. Besser noch als jedes Behandlungskonzept ist ein individueller Präventionsplan, in dem der Arzt als Gesundheitskoordinator oder Präventions-Manager agieren kann. Ziel eines neuen Gesundheitsverständnisses wird die Erhaltung des körperlichen, emotionalen, mentalen und sozialen Wohlbefindens unserer Patienten sein.

Yin und Yang als Einheit

Da die traditionelle asiatische Medizin streng in der Tradition der nichtdualistischen Philosophie des Daoismus, Hinduismus bzw. des Buddhismus steht, wurde nie eine Trennung in körperliche und geistige Prozesse vollzogen. Der Mensch blieb als Teil der Natur eingebunden in einen Kosmos der universellen Lebensenergie Qi oder Prana. Qi unterliegt ständigem Wandel und steter Bewegung. Qi existiert eben nicht in der Dualität von Ich und Du, sondern als Polarität von Yin und Yang. Der subtile, feinstoffliche, energetische Aspekt der Lebensenergie ist dem Yang zugeordnet, der materielle Aspekt dem Yin. Yin und Yang bedingen einander, treten nie losgelöst voneinander in Erscheinung. Mich erinnert dieses Model stark an den Welle-Teilchen-Dualismus der Quantenphysik und geht doch darüber hinaus.

Yin wird mit innen, unten, empfangend, weiblich, feucht, kühl, weit, Nacht, Kühle, Winter, Schatten verbunden.

Yang wird mit außen, oben, aktiv, männlich, trocken, Tag, Wärme, Sommer, Licht, Kraft assoziiert.

Krankheit steht synonym für eine Dysbalance von Yin und Yang. Eine Schwäche oder Leere des einen zieht eine relative Stärke oder Fülle des anderen Pols nach sich. Eine Fülle des einen kann auch den anderen erschöpfen. Das klassische Beispiel bildet hier die Menopause. Die Erschöpfung der Nierenenergie führt zu einer Nieren-Yin-Leere. Daraus kann sich eine relative Fülle des Yang entwickeln, da die Nierenenergie die aufsteigende Yang-Energie nicht mehr ausgleichen kann. Es kommt zu Kopfschmerzen und Hitzewallungen – Leitsymptome der Menopause. Eine TCM-Behandlung würde das Nieren-Yin stärken und das aufsteigende Yang absenken oder kühlen und den Geist beruhigen. Die Schulmedizin gibt Kopfschmerztabletten oder Hormone.

Das Konzept der fünf Elemente

Die Betrachtung der materiellen Phänomene unterliegt in der Traditionellen Chinesischen Medizin dem Konzept der fünf Elemente oder fünf Wandlungsphasen: Wasser, Holz, Feuer, Erde, Metall. Im Ayurveda wirken die drei Energien Vata (Wind, Bewegungsprinzip), Pitta (Galle, Transformationsprinzip) und Kapha (Schleim, Erhaltungsprinzip), denen in der Tibetischen Medizin die Prinzipien Lung (Wind, Bewegungsprinzip), Tripa (Galle, Transformationsprinzip) sowie Beken (Schleim, Erhaltungsprinzip) entsprechen. Der ewige kosmische Kreislauf der Lebensenergie Qi unterliegt den fünf Wandlungsphasen. Der Lebenszyklus, die Tageszeiten, die Jahreszeiten, Werden und Vergehen, jeder Geschmack, alle Emotionen und die Energie der Organe – alles unterliegt den Wandlungsphasen. Sie müssen jedoch beachten, dass die Organe der TCM nicht dem klassischen Organbegriff der Schulmedizin entsprechen. In der TCM handelt es sich vielmehr um komplexe energetische Funktionskreisläufe unter Einbeziehung der jeweiligen Organe.

Auch die antike griechische Medizin unter Hippokrates (460–377 v. Chr.) beruhte auf einer Fünf-Elemente-Lehre. Feuer, Erde, Wasser, Luft und Äther waren die fünf lebensspendenden Elemente, denen im Organismus die vier Körpersäfte – Blut, gelbe Galle, Schleim, schwarze Galle – entsprachen. Das Mischungsverhältnis dieser Säfte, das unter dem Einfluss der Ernährung steht, bildete die Grundlage für die menschliche Konstitution und das menschliche Wesen. Nach Galen (Galenos von Pergamon, ca. 129– ca. 216 n. Chr.) war das Mischungsverhältnis auch durch das Geschlecht, das Lebensalter, die Jahreszeit, die Lebensweise, die Ernährung usw. geprägt. Daraus ergab sich eine höchst individualisierte Medizin. Krankheit entstand in Folge einer Störung der Säfte, einer Dyskrasie, und löste sich so aus dem dämonischen Ansatz der Krankheit als Strafe Gottes. Krankheit wurde erkennbar und behandelbar! Ersetzt man den Begriff »Saft« durch den subtileren Begriff »Energie«, so ist man in der Medizin Asiens angekommen.

Dem Element Wasser sind in der TCM die Funktionskreisläufe der Niere und Blase zugeordnet, dem Element Holz die Leber und die Galle, dem Element Feuer das Herz und der Dünndarm, dem Element Erde die Verdauungsorgane Milz/Pankreas und der Magen sowie dem Element Metall die Lunge und der Dickdarm. Jede Erkrankung kann als Ergebnis eines Ungleichgewichts im Wirken der Naturkräfte gesehen werden. Da die gesamte Natur einschließlich des Menschen den gleichen universellen Naturkräften unterliegt, gibt uns die Natur mit den Pflanzen und Mineralien die idealen Wirkmittel an die Hand, ein gestörtes Kräftegleichgewicht zu harmonisieren. Jede Erkrankung kann so durch Ernährung, Verhaltensänderung, pflanzliche Heilmittel und therapeutische Anwendungen wie Moxibustion, Schröpfen, Massagen, Bewegung oder Akupunktur gelindert oder geheilt werden. Die Ernährung und das eigene Verhalten sind die Schlüsselfaktoren zur vorbeugenden oder therapeutischen Harmonisierung der Lebensenergie. Bei der Auswahl der Lebensmittel, aber mehr noch bei der Rezeptur der Kräuter zur Herstellung von Pulvern, Tees, Abkochungen, Einreibungen und Pillen gilt es, die Einteilung der Pflanzen und Pflanzenteile entsprechend ihrer energetischen, thermischen, geschmacklichen und spezifischen therapeutischen Wirkung zu berücksichtigen.

Energetisch wird in schwere, ölige, kalte, milde, leichte, grobe, heiße und durchdringende Wirkkräfte unterschieden. Bezüglich der Wärmewirkung finden wir thermisch wärmende, kühlende oder neutrale Wirkkräfte. Vom Geschmack her werden bittere, süße, scharfe, salzige, saure und gelegentlich noch zusammenziehende (adstringierende) Substanzen differenziert. Die Besonderheit der asiatischen Phytomedizin liegt in der Jahrtausende alten Tradition. Ihre Wirksamkeit muss sie nicht, wie etwa die Schulmedizin, in randomisierten, doppelt verblindeten und Placebokontrollierten Studien nachweisen. Ihre Wirkung wurde eben nicht an Laborratten, Mäusen oder Affen getestet, sondern über Tausende menschliche Generationen empirisch an Millionen Menschen erprobt. Was nicht half, wurde verworfen, was half, wurde von den Alten weitergegeben, was außerordentlich half, wurde niedergeschrieben und gelehrt.

Selbstheilungskräfte stärken

So verschieden die Ursachen einer Osteoporose in der westlichen Medizin sein können, so mannigfaltig sind sie auch in der asiatischen Medizin. Dabei steht in der klassischen asiatischen Medizin nicht so sehr die Pathogenese, also die Ursachenforschung im Vordergrund, sondern immer die Frage nach der situationsgebundenen, individualisierten Möglichkeit der Einflussnahme auf die körperlichen Energieströme. Eher im Sinne der Salutogenese sollen die körpereigenen Selbstheilungskräfte durch entsprechende Kräuter, durch die Ernährung und das Verhalten sowie durch äußere Maßnahmen angeregt werden.

Leben im Wandel – die Lebenszyklen

Die Kindheit gehört der Wandlungsphase Holz an. Im universellen Gedankengebäude der Tibetischen Medizin gleicht diese Zeit dem **Frühling** und wird durch das Prinzip Schleim beherrscht. Der Geist ist noch unwissend, die Sinne müssen ausreifen. Die Organe Leber und Gallenblase sorgen für die strukturelle Organisation des materiellen Körpers. Die Leber gibt Muskelkraft, Ausdauer, Kreativität, Ausstrahlung und Selbstvertrauen. Die Leberenergie bestimmt das Reifen und Werden der materiellen und psychomentalen Persönlichkeit. Leber und Gallenblase bringen das Blut zur Reifung und in Wallung, spenden die benötigte Energie, wärmen und nähren das Blut und das Qi. Die Augen öffnen sich dem Leben und beginnen zu erkennen. Im Erkennen des Ich wird die Trennung vom Du vollzogen. Abgrenzung und Anpassung sind die vorherrschenden Themen. Die Unwissenheit transformiert sich zu Kraft, Authentizität, Ausstrahlung und Energie. Der kindliche Schleim transformiert zur pubertären Galle. Ist der Energiefluss im Leberfunktionskreislauf gestört, führt das zu Wut, Ungeduld und Aggressivität. Menstruationsbeschwerden, Verdauungsstörungen, Verspannungen, Augenentzündungen, Schwindel, Migräne, Schlafstörungen, Akne und Kopfschmerzen sind schulmedizinische Symptome. Stress und mentale Probleme sind häufig Auslöser der Beschwerden. Ohne eine Veränderung im Lebensstil und in der Ernährung sind solche Krankheitsbilder nicht zu behandeln.

Es folgt der **Sommer** des Lebens. Die TCM-Wandlungsphase Feuer ist Sinnbild für Freude, Liebe und Aktivität. Voller Energie und Feuer beginnt die erste Liebe. Das Herz dominiert die Energie. Mit der Menarche tritt die Reproduktionsphase ein. Die Planung der Familie beginnt. Das mentale Bewusstsein ist nun voll entwickelt, der Geist kontrolliert die Aktivität. Der Verstand, das Gedächtnis, die Intelligenz, die Kommunikation und die Konzentrationsfähigkeit sind auf dem Höhepunkt ihrer Reifung. Niemals wieder wird man so leicht und so viel lernen und leisten können. Wer in dieser Lebensphase das Herz am rechten Fleck trägt, wird mit Freude und Freunden den Alltag meistern. Das soziale Umfeld wird geprägt. Der eigene Freundeskreis gewinnt zunehmend an Bedeutung. Wer sich sozial engagiert, wird ein reiches Leben führen und durch das Feedback der gespendeten Freude selbst genährt werden. Ein Mangel an Freude, mangelnde Lebenslust oder soziale Isolation führen in dieser Lebensphase zu einer Abkühlung des Herzfeuers und einer Leere des Herz-Yang. Kopfschmerzen, Schlafstörungen, Herzrhythmusstörungen, Herzklopfen, Nachtschweiß, Depression und Ängste wären die Folge.

Ist die Familienplanung abgeschlossen, die berufliche Situation geklärt, treten wir in die Mitte des Lebens, in den **Spätsommer** ein, der Wandlungsphase Erde zugewandt. Eine gewisse Beständigkeit und Stabilität haben sich eingestellt. Eine gesunde Ernährung und Verdauung gewinnen an Bedeutung für den eigenen Körper. Die Milz ist in der TCM das wichtigste Verdauungsorgan. Sie stellt das Qi für die Umwandlung der Nahrung in körpereigene Substrate und für den Transport der Nahrung zur Verfügung. Milz und Magen müssen alles schlucken und verdauen, was das Leben für uns bereithält. Unsere Persönlichkeit ist gereift, und in voller Ausprägung treten wird dem Leben gegenüber. Der Spätsommer ist eine Übergangszeit in die zweite Lebenshälfte. Standen bisher die materiellen Lebensbedingungen im Vordergrund, beginnt nun die Suche nach metaphysischen Zusammenhängen, die Frage nach der Beziehung des Ichs im Kontext von Sinn und Ziel des irdischen Seins möchte Klärung. Die Suche nach dem Sinn des Lebens gewinnt an Bedeutung. Das Wechselspiel von Yin und Yang neigt sich nun dem Yin zu. Wir beginnen, uns aus dem Äußeren ins Innere zurückzuziehen. Das Außen wird zunehmend unwichtiger. Wir resümieren das Erreichte. Sorgen um das »Wie geht es weiter« gehören in dieser Lebensphase zum Alltag. Die Trennung der Eltern-Kind-Beziehung wird vollzogen, die Lebenssituation der eigenen Eltern gilt es zu klären, die persönlichen Beziehungen werden hinterfragt. Überwiegen die Sorgen, so entstehen in dieser Phase die psychosomatischen Krankheitsbilder. Übertriebene oder grundlose

Sorge führt zu Blockaden im Körper oder im Geist. Der Qi-Fluss gerät ins Stocken. Intensive geistige Anstrengung wie Lernen oder Denken erschöpfen die Milzenergie. Unstillbare Müdigkeit unmittelbar nach dem Essen ist das Leitsymptom einer Milz-Schwäche. Warme, leichte Mahlzeiten oder eine Suppe helfen der Milz, die Probleme zu verdauen. »Eine warme Suppe hält Geist und Körper beisammen.«

Mit dem Eintritt in den **Herbst** des Lebens treten zunehmend die Themen Loslassen und Trauer in unser Leben. Herbst ist auch Erntedank. Wir fahren die Ernte unseres Lebens ein. Je nachdem, wie wir das Feld des Lebens bestellt haben, können wir nun die Früchte unseres Lebens genießen oder leiden unter einer Missernte. Die Herbstwinde wehen uns um die Nase, emotionale und psychische Prozesse gewinnen an Bedeutung. Der Tod der eigenen Eltern muss genauso verarbeitet werden wie das Ende der eigenen Berufstätigkeit. Nun stellt sich die Frage nach dem Sinn des Lebens noch drängender. Das eigene Ende rückt in greifbare Nähe. Trauer über verpasste Gelegenheiten macht sich bemerkbar. Die Lunge ist das Organ der Trauer. Eine COPD, Asthma oder häufige Atemwegsinfektionen deuten auf ein Problem hin. Das Thema Loslassen spiegelt sich im Dickdarm. Eine entzündliche Darmerkrankung, Colitis oder Divertikulitis sowie eine chronische Obstipation machen die Problematik Loslassen zum Thema. Die Funktion der Fortpflanzungsorgane, die Hormonproduktion und die sexuelle Aktivität lassen deutlich nach. Die Menopause bzw. die Andropause sind am Ende dieser Phase vollzogen. Das Qi, das nicht mehr für die Blutproduktion der Monatsblutung benötigt wird, kann nun im Herzen wirken und den Geist nähren. Das Herz fließt über voll Dankbarkeit und Zuwendung. Ist das Herz gut genährt, wendet es sich jetzt dem persönlichen Umfeld zu. Die Zuwendung in Liebe, die Enkelkinder erfahren, das Ehrenamt, das mit Hingabe ausgefüllt wird, sind Ausdruck dieser Herzfülle. Das Blut kühlt zunehmend ab, Trockenheit breitet sich im Körper aus. Die Haare werden grau, die Elastizität der Haut und Knochen nimmt ab, Falten zeigen sich und die Nägel werden brüchig, trockene Schleimhäute und ein trockener Stuhl mit der Neigung zu Verstopfungen können das Wohlbefinden belasten. Die Trockenheit und die Kälte greifen die Nieren an.

Der Lebens**winter** hat begonnen. Das Senium ist durch den zunehmenden Verlust der Lebenskräfte charakterisiert. Die muskuläre Kraft nimmt rapide ab (Sarkopenie), Kälte und Trockenheit im Körper gewinnen langsam die Oberhand. Wir sind in die Wandlungsphase des Wassers eingetreten. Kalte Füße beim Einschlafen, ein kalter und steifer Rücken, ständiges Frösteln gehören nun zum Alltag. Die Essenz der Niere (Jing), einst der Keim unseres Lebens durch die Vereinigung von Samen und Eizelle der Eltern, war Ursprung und wird das Ende unseres irdischen Seins besiegeln. Die Furcht vor der eigenen Endlichkeit, die Frage »Was wird bleiben?« werden zum Thema. Am Endpunkt der Yin-Ausprägung stellt sich die Frage nach der Wandlung zum Yang, zur spirituellen Erneuerung.

Krankheit als Prozess

Die Ausführungen über den Lebenszyklus haben noch einen weiteren Gedanken in mir reifen lassen: In der traditionellen asiatischen Medizin wird eine Krankheit als fortdauernder Prozess gesehen, indem die Lebensumstände des Kranken und damit auch die Ursachen und Symptome seiner Krankheit einem ständigen Wandel unterliegen. Dem kann in der westlichen Medizin kaum Rechnung getragen werden. Wird in der Schulmedizin zum Beispiel ein Bluthochdruck diagnostiziert, erfolgt die Einstellung auf entsprechende Blutdrucksenker, die dann oft ein Leben lang in unveränderter Art und Weise eingenommen werden. Im günstigsten Fall werden die Wirkstoffe in der Dosierung dem Alter angepasst. Ich habe es erlebt, dass Patienten mir berichteten, seit Jahren Blutdruckmedikamente zu erhalten, obwohl der Blutdruck nicht mehr kontrolliert wurde. Auch Bluthochdruck ist nur ein Symptom. Die wahren Ursachen hinter dem Symptom können sich verschlechtern, wandeln oder vollkommen verschwinden. Ein solcher Wechsel wird im Westen kaum berücksichtigt.

Widersprechen sich die Medizinsysteme?

In den asiatischen Medizinsystemen wird streng zwischen den Ursachen, die als Wurzel einer Krankheit bezeichnet werden, und den Krankheitserscheinungen, den Symptomen, als Krankheitsmanifestation unterschieden. Die westliche Schulmedizin ist dagegen bis heute eine symptomatische Medizin geblieben, die den Menschen eher als funktionierendes Räderwerk betrachtet, in dem Teile nur gewechselt oder geölt werden müssen, um wieder zu funktionieren. Dadurch überbetont sie auch die externe Hilfe durch chemische Substanzen oder chirurgische Eingriffe, anstatt die Selbstheilungs- und Organisationskräfte im Sinne der Salutogenese zu unterstützen. Aber ein Wandel ist in Gestalt des Mind-Body-Konzeptes im Gange.

Dem Prozessgedanken der Krankheit entsprechend gibt es in der asiatischen Medizin auch nicht DAS eine Rezept oder DIE eine Behandlung. Die Therapie wird sich immer dem Stadium der Krankheit anpassen. Das gelingt mit Rezepten, die eine Vielzahl an Inhaltsstoffen enthalten, leichter als mit einer chemischen Monosubstanz. Bei chronischen Krankheiten wird die TCM immer die Wurzel zu behandeln versuchen, bei akuten Erkrankungen steht die symptomatische Therapie zeitlich im Vordergrund, bevor man die Wurzel der Krankheit sucht und behandelt. Die heute vielerorts praktizierte Sequenztherapie der Osteoporose mit der zeitlichen Abfolge sich unterscheidender Wirkstoffe ist ein Schritt hin zu einer individualisierten, Stadien-abhängigen Behandlung.

Die Osteoporose ist als eine multifaktorielle, chronische Erkrankung zu sehen, der Knochenschwund ist das Symptom tiefliegender ursächlicher Prozesse. Es gilt sowohl in Ost als auch in West eine individuelle Behandlungsstrategie zu entwickeln und ständig an den Krankheitsprozess anzupassen. Die TCM wird auch die Wurzel der Osteoporose therapieren. Bei der idiopathischen Osteoporose wird das eine Stärkung der verbliebenen Nierenenergie sein.

Osteoporose aus dem Blickwinkel der TCM

Nach der TCM werden die Knochen dem Wasserelement und den Nieren zugeordnet. »Die Niere regiert die Knochen.« Ein Abbau der Knochenmasse und des Knochengewebes zeigt die zunehmende Schwäche der Nierenenergie. Dies ist ein natürlicher Prozess, da die Nierenenergie im Lauf der Jahre abnimmt. Sie ist die Wurzel der Lebensenergie Qi und nicht reproduzierbar. Sie verbraucht sich im Laufe des Lebens und limitiert dessen Dauer. Deshalb müssen wir sehr sorgsam mit ihr umgehen. Wenn die Nieren schwach werden, sehen wir einen vorzeitigen Alterungsprozess. Die Knochen werden porös, die Zähne werden locker, die Haare werden grau, man friert leichter und man hört immer schlechter. Wasser steht für das Geschmeidige, Bewegte, Kühle und Feuchte. Im Alter versiegt das Wasser, wir trocknen zunehmend aus. Der Hörsinn, der der Niere entsprechende Sinn, lässt nach. »Die Ohren sind die Blumen der Niere.« Tinnitus, Schwindel und zunehmender Hörkraftverlust sind die Symptome dieses Wandels. Der innere Wind gewinnt die Oberhand. Alles wird rau, spröde, kalt und trocken. Der Anblick von altem Treibholz am Strand ruft in mir immer diese Assoziation auf. Der innere Wind steht aber auch für das Subtile, die geistige Aktivität, das Denken und Reflektieren. Der Geist zieht sich auf das Selbst zurück. Das Loslassen der eigenen physischen Existenz wird zum beherrschenden Thema. Irgendwann wird sich der subtile Wind, das Bewusstsein, vom materiellen Körper trennen. Wer das Loslassen nicht geübt hat, wird sich schwer dabei tun, die eigene körperliche Hülle loslassen zu können. Angst wird dann das Thema der letzten Stunden sein.

Die Funktion der Reproduktionsorgane ist in der asiatischen Medizin traditionell den Nieren zugeschrieben. Der Menopause der Frau oder der Andropause des Mannes liegt ein altersphysiologischer Nierenessenz- (Shen Jing Xu) und Nieren-Yin-Mangel (Shen Yin Xu) zugrunde. Die körperliche Kraft lässt nach, die Haut bekommt Falten, das Haar wird grau, der Körper fröstelt leichter und die Libido schwindet. Westliche Symptome und Diagnosen, die dem entsprechen, sind: Menopause, Andropause,

Tinnitus, Schwindel, Gedächtnisstörungen, Konzentrationsschwäche, Schlafstörungen durch umherziehende Gedanken, Antriebslosigkeit, Depression, Rückenschmerzen, Schwerhörigkeit, Obstipation, Seneszenz und Osteoporose. Dauert der Zustand bereits längere Zeit an, tritt ein Nieren-Yang-Mangel (Shen Yang Xu) hinzu. Die Nierenenergie wird zunehmend aufgebraucht. Zu den Beschwerden kommt nun ein noch ausgeprägteres Kältegefühl hinzu, besonders im unteren Körperbereich. Die Patienten klagen oft über einen kälteempfindlichen Rücken (Lumbago) und kalte Füße. Die Füße können so kalt sein, dass die Patientinnen nachts im Bett Socken tragen. Es kann eine ausgeprägte Lustlosigkeit, Antriebsschwäche, Melancholie bis hin zur Depression auftreten. Ist die Nierenenergie schließlich tief erschöpft, tritt ein Nieren-Yin-Mangel mit emporsteigendem Leere-Feuer (Xin Shen Bu Jiao) ein. Die Erschöpfung kann sich nun mit einem unruhigen Geist kombinieren. Es kommt zu einem inneren Getriebensein, Nervosität, einer Überaktivität im Außen und innerer Ruhelosigkeit. Der Geist ist im Körper nicht mehr verwurzelt. Zunehmende Schlafstörungen sind ein sicheres Indiz für dieses Stadium. Die Patienten werden ängstlich und psychisch instabil. Der Hörverlust verstärkt sich, Ohrensausen, Schwindel oder Tinnitus nehmen zu. Die Trockenheit, ein Charakteristikum des inneren Windes, breitet sich im Körper aus. Das Haar wird schütter, die Haut wird trocken und faltig. Häufig tritt ein erschwerter Stuhlgang durch Verstopfung auf. Die Knochen werden immer brüchiger.

Behandlung nach TCM

Der Schwerpunkt der Behandlung dieses komplexen Disharmoniemusters (Menopause-Syndrom) besteht in erster Linie in Erwärmung und Tonisierung des Nieren-Yin, ohne die Leere-Hitze zu steigern. Eine weitere Schädigung des bereits leeren Nieren-Yin und der verbrauchten Essenz muss dabei vermieden werden. Dem verminderten Nieren-Yin sind die Hitzewallungen, Schweißausbrüche und die Nervosität zuzuordnen. Aufgrund des vermehrten

Herz-Feuers, das durch die Niere nicht mehr ausreichend kontrolliert werden kann, entstehen Reizbarkeit, Schlafstörungen, Herzklopfen und Herzrhythmusstörungen. Ein abnehmendes Nieren-Yang verursacht Müdigkeit, Antriebslosigkeit, Depression und gehäuftes Wasserlassen. Es kann auch zu einem aufsteigenden Leber-Feuer mit Reizbarkeit, Wut und zu Augenproblemen kommen. Durch die auszuwählenden Kräuter für eine individuelle Rezeptur sollen das Nieren-Yin gewärmt und tonisiert, die Nierenessenz bewahrt sowie das aufsteigende Leber- und Herz-Feuer kontrolliert werden. Wenn indiziert, muss begleitend das Blut gewärmt und befeuchtet werden.

Die Anwendung der folgenden komplexen Phytoarznei-Rezepturen, die nur beispielhaft angeführt sind, erfordert eine höchst individuelle und sehr ausführliche, spezifische Syndromdiagnostik nach dem Konzept der TCM, des Ayurveda oder der Tibetischen Medizin. Diese umfasst neben der Anamnese und der schulmedizinischen Differenzialdiagnostik unter anderem eine Puls- und Zungendiagnostik. Beides führt zu einer energetischen und organbezogenen Einschätzung des Gesundheitszustandes. Ausführlicher kann hierauf leider wegen der Komplexität nicht eingegangen werden.

Ernährungs- und Lifestyle-Empfehlungen aus asiatischer Sicht

Für die primäre postmenopausale Osteoporose gibt es einige Empfehlungen:

Meiden Sie zur Vorbeugung und erst recht bei der Behandlung von Osteoporose folgende Lebensmittel und Verhaltensweisen: zu viel Kaffee, Cola, schwarzen Tee, zu viel Kohlensäure, extremen Stress, Fasten, strenge Diäten, Bitterstoffe, Rucola, Chicorée, Endivien, Schweinefleisch, Arbeiten mit leerem Magen, strikt vegetarische oder vegane Ernährung, eisgekühlte Getränke, kalte Speisen, Rohkost, Südfrüchte im Winter, Industriezucker, Essen aus der

Mikrowelle, Tiefkühlkost, starkes Nachsalzen, Glutamat, Geräuchertes.

Positiv wirken sich folgende Regeln und Lebensmittel aus: regelmäßiges Essen warmer Speisen, immer wieder wärmende und nährende Suppen, frisch gekochte Speisen, Hühner- und Knochenmarksuppe, Ingwer, Kurkuma, abends ein Glas Rotwein, morgens warme Haferflocken mit Butter, Milch, Nüssen, Trockenfrüchten, oft Knoblauch verwenden, Zwiebeln, frische Kräuter, Walnüsse, Salzwasserfische, Meeresfrüchte, Lammfleisch, Hühnerfleisch, Sirup, Reis, Brot, Massagen mit Sesamöl und Saunabesuche. Morgens auf nüchternen Magen ein Glas abgekochtes heißes Wasser mit zwei Scheiben frischem Ingwer, gern mit etwas Honig gesüßt, trinken.

Neben Akupunktur und Moxibustion ist die Behandlung mit Pflanzen, die Phytotherapie, eine der tragenden Säulen der TCM. Pflanzen und Mineralien begleiten die Heilkunde sowohl in West als auch in Ost seit Jahrhunderten. Von einer systematischen Pflanzenheilkunde, die sich ein Regelwerk auferlegte, Konzepte entwickelte und die Diagnostik mit einer Behandlungsstrategie verband, kann man in China ab dem 12. Jahrhundert sprechen. Auch im europäischen Mittelalter hatte sich ein Konzept der Pflanzenheilkunde entwickelt. Die Phytotherapie konnte sich jedoch in Asien von der Volksmedizin zu einer anerkannten Behandlungsmethode in ein durchkonzipiertes Medizinsystem entwickeln. Diese Reifung ist der westlichen Kräutermedizin, die vorerst eine Volks- später eine Klostermedizin war, verwehrt geblieben. Durch die Verfolgung kräuterkundiger Heiler und Heilerinnen durch den Klerus im Mittelalter kam es zu einer nachhaltigen Zäsur. Das cartesianische Weltbild und die damit einhergehende Trennung von Körper, Seele und Geist trugen ebenfalls nicht zur Weiterentwicklung der Phytotherapie bei.

Beide Konzepte, sowohl in Ost als auch in West, klassifizieren die Pflanzen, Pflanzenbestandteile und Mineralien nach energetischen, thermischen und geschmacklichen Kriterien. Entsprechend den fünf Elementen gibt es fünf Geschmacksrichtungen: bitter, süß, scharf, salzig, sauer. Energetisch wird in tonisierende, beruhigende, bewegende und kräftigende Eigenschaften unterschieden. Neben diesen Eigenschaften enthalten viele der verwendeten Pflanzen spezifische Inhaltsstoffe wie ätherische Öle, Polyphenole, Glykoside, Alkaloide, Phytoöstrogene u.v.m., die pharmakologische Wirkungen auslösen. Selbstverständlich ordnen sich auch alle Lebensmittel in dieses energetische, thermische und geschmackliche System ein. An diesen Klassifikationen wird der salutogenetische Ansatz sichtbar. Die Pflanzen dienen der Regulation der Energieströme zur Unterstützung der Selbstheilungskräfte.

Asiatische Phytotherapie

Ein Rezept zur Behandlung von Osteoporose auf dem Boden einer Erschöpfung der Nierenessenz und des Nieren-Yin (primäre idiopathische Osteoporose) könnte beispielhaft folgendermaßen aussehen:

Radix Rehmanniae praeparatae (SHU DI HUANG)	12,0 g
Radix Morindae off. Radix (BA JI TIAN)	6,0 g
Cornus Fructus off. (SHAN ZHU YU)	6,0 g
Radix Dioscoreae opp. (SHAN YAO)	6,0 g
Radix Angelicae sin. (DANG GUI)	4,0 g
Radix Dipsaci (XU DUAN)	4,0 g
Fructus Lycii (GOU QI ZI)	4,0 g
Rhizoma Drynariae (GU SUI BU)	4,0 g
Radix Ginseng (REN SHEN)	4,0 g
Radix Astragalus membran. (HUANG QI)	6,0 g
Einnahme: Als Sud (abgekocht) 2x täglich 1 Tasse trinken	

Radix Rehmanniae praeparatae (chin. Fingerhut), SHU DI HUANG

- vom Geschmack süß, thermisch leicht warm, das Blut tonisierend
- nährt und stärkt das Nieren-Jing, nährt und tonisiert das Blut, befeuchtet

Radix Morindae officinalis (Morindawurzel), BA JI TIAN

- vom Geschmack scharf und süß, thermisch wärmend, das Yang stärkend
- stärkt die Knochen und Sehnen, kräftigt den Bewegungsapparat
- leitet Wind und Kälte aus, wärmt das Nieren-Yang und tonisiert die Nierenessenz

Cornus Fructus off. (Kornelkirschenfrucht, Hartriegel), SHAN ZHU YU

- vom Geschmack sauer, wärmend, stabilisierend
- unterstützt Nieren-Jing, unterstützt Nieren-Yin, tonisiert die Nieren, stoppt Schwitzen, hält das Blut

Radix Dioscoreae opp. (Yamswurzel), SHAN YAO

- vom Geschmack süß, thermisch neutral
- stärkt das Nieren-Qi, stärkt das Lungen-Qi als Quelle des Nieren-Qi und Milz-Magen-Qi
- gegen Appetitlosigkeit, gegen Schweißausbrüche, bei chronischem Husten

Radix Angelicae sinensis (Engelwurz), DANG GUI

- vom Geschmack scharf, süß und bitter, thermisch wärmend
- klassische Frauenmedizin: nährt, tonisiert und befeuchtet das Blut, lindert Schmerzen, leitet Wind und Nässe aus, befeuchtet den Darm, reguliert den REN MAI

Radix Dipsaci (Kardengewächse), XU DUAN

- vom Geschmack bitter, süß, scharf, thermisch warm

- stützt das Yang, tonisiert Niere, kräftigt den Bewegungsapparat, heilt Knochenbrüche, bekannt als »Knochenkitt«

Fructus Lycii (Bocksdornfrüchte), GOU QI ZI

- vom Geschmack süß, thermisch neutral
- tonisiert das Nieren- und das Leber-Yin, tonisiert das Blut, befeuchtet die Lunge
- befeuchtet die Augen, stärkt das Augenlicht

Rhizoma Drynariae (Drynariawurzel), GU SUI BU

- vom Geschmack bitter, scharf, thermisch warm
- stärkt den Funktionskreislauf Niere-Leber-Herz
- fördert die Kalziumresorption, unterstützt die Knochenbruchheilung, stützt das Yang, stärkt Niere und Leber, lindert Schmerzen, schützt das Innenohr bei Tinnitus und Schwerhörigkeit, stärkt das Haarwachstum

Radix Ginseng (Ginsengwurzel), REN SHEN

- vom Geschmack süß, leicht bitter, thermisch leicht warm
- Funktionsmeridian Lunge-Milz-Herz
- tonisiert das Lungen-Qi, die Quelle des Nieren-Qi, beruhigt den Geist, tonisiert Magen und Milz

Radix Astragalus membranaceus (Astragaluswurzel, Tragant), HUANG QI

- vom Geschmack süß, etwas scharf, leicht warm
- tonisiert das Qi und Blut, wirkt immunstimulierend, antibakteriell und antiviral, antientzündlich, stimuliert Makrophagen und Interferon
- vermutlich stimulierend auf die Stammzellvermehrung
- Verwendung im Anti-Aging, bei Virusinfektionen, Autoimmunerkrankungen, Allergien, Arthritis, Alzheimer, Osteoporose und Krebs. Astragalus wird im Anti-Aging wegen seiner Aktivierung der Telomerase eingesetzt und trägt zur geistigen und körperlichen Verjüngung bei. Astragalus hat ausgespro-

chen positive Effekte bei Herzerkrankungen. So erhöht Astragalus die Herzleistung und verbessert die koronare Durchblutung

Zu den tonisierenden Therapien gehört auch die Moxibustion. Es werden mit einem kontinuierlich glimmenden Brennmaterial in der Form einer Zigarre oder als Kräuterkegel aus dem Kraut der Artemisia-vulgaris-Pflanze (japanischer Beifuß) definierte Akupunkturpunkte erwärmt. Diese Technik kann mit einer klassischen Nadelakupunktur kombiniert werden. Am häufigsten wird heute wegen seiner Handhabbarkeit die Zigarrentechnik angewandt. Die Zigarre wird entzündet und durch leichtes Anblasen zum Glimmen gebracht. Der Therapeut hält die Zigarre wie einen Bleistift und nähert sich dem zu behandelnden Punkt bis auf einen Zentimeter. Wenn sich ein Hitzegefühl einstellt, entfernt man die Zigarre ein wenig und wiederholt den Vorgang pro Akupunkturpunkt 5- bis 7-mal, bis sich die Haut mäßig rötet. Befindet sich eine Nadel mit Kupfergriff im betreffenden Akupunkturpunkt, wird die Hitze sehr wirkungsvoll in die Tiefe abgeleitet. Besonders bei chronischen Krankheiten (Leere), Erschöpfungszuständen (Yin) und Kältegefühl ist die Moxibustion indiziert. Bei Erkrankungen mit Fieber und Entzündungszeichen ist die Moxibustion kontraindiziert.

Osteoporose und Akupunktur

Bei Osteoporose kann man unterstützend neben den lokalen Schmerzpunkten generell die folgenden Akupunkturpunkte nadeln und wärmen:
Blase 23 (Shenshu), Niere 3 (Taixi), Niere 7 (Fuliu), Niere 8 (Jiaoxin), REN MAI 3 (Zhongji) und REN MAI 6 (Qihai) sowie DU MAI 4 (Mingmen).

Für eine begleitende Nadelakupunktur eignen sich folgende Punkte:

Niere 3 (Taixi), Niere 6 (Zhaohai), Niere 7 (Fuliu), Blase 11 (Dazhu; Meisterpunkt der Knochen), Blase 23 (Shenshu), Gallenblase 39 (Xuanzhong), DU MAI 14 (Dazhui), DU MAI 20 (Baihui).

Westliche Phytotherapie

Ein Rezept zur Behandlung der primären Osteoporose mit westlichen Phytoarzneien könnte beispielhaft folgendermaßen lauten:

▪ Pulv. Calcium carbonicum	100,0 g
▪ Pulv. Radix Astragalus membran.	50,0 g
▪ Pulv. Equisetum arvense	40,0 g
▪ Pulv. Punica granatum semen	20,0 g
▪ Pulv. Trifolium pratense	20,0 g
▪ Pulv. Boraginis off. semen	20,0 g
▪ Pulv. Rhizoma Dioscoreae vill.	20,0 g
▪ Pulv. Acorus calamus	10,0 g
▪ Fruc. Carduus marianus	10,0 g

Einnahme: 1x täglich 1 EL über 3 Monate, 2x jährlich als Kur einnehmen, in Müsli oder Quark einrühren.

Calcium carbonicum (Kalziumkarbonat)

- chemische Verbindung aus Kalzium, Kohlenstoff und Sauerstoff, Hauptbestandteil des Kalksteins und der Kreide
- leicht löslich, kommt im Mineralwasser vor
- wichtiger Kalziumlieferant bei Osteoporose
- Phosphatbinder bei Phosphatbelastung
- wirkt basisch, dadurch lindernd bei Magenübersäuerung

Radix Astragalus membranaceus (Astragaluswurzel, Tragant), HUANG QI

- vom Geschmack süß, leicht warm

- tonisiert das Qi, wirkt immunstimulierend, antibakteriell und antiviral, antientzündlich, stimuliert Makrophagen und Interferon
- vermutlich stimulierend auf die Stammzellvermehrung
- Verwendung im Anti-Aging, bei Virusinfektionen, Autoimmunerkrankungen, Allergien, Arthritis, Alzheimer, Osteoporose und Krebs. Astragalus wird im Anti-Aging wegen seiner Aktivierung der Telomerase eingesetzt und trägt zur geistigen und körperlichen Verjüngung bei. Astragalus hat ausgesprochen positive Effekte bei Herzerkrankungen.

Equisetum arvense (Ackerschachtelhalm, Zinnkraut)

- vom Geschmack etwas salzig, adstringierend, etwas bitter, wirkt kühlend, entzündungshemmend, schweißhemmend
- enthält Silizium, Kalium, Natrium, Kalzium, Phosphor, Mangan, Eisen, Magnesium, Selen, Zink, Flavonoide
- nährt Nieren-Yin (gegen Osteoporose), tonisiert Nieren-Qi, nährt Nierenessenz

Vom energetischen Aspekt her ist Ackerschachtelhalm etwas bitter, süß und kühl.

Enthält viel Kieselsäure: Zinnkraut

Alkoholische Auszüge des Ackerschachtelhalms dienen seit dem Mittelalter im europäischen Raum Heilern bei der äußeren Behandlung von Wunden und Brüchen. Der deutsche Name »Zinnkraut« soll nach Überlieferung den hohen Gehalt an Mineralien und Spurenelementen im Kraut zum Ausdruck bringen. Neben seinen allgemeinen pharmakologischen Wirkungen auf die Ausscheidungsorgane zur Ausleitung und Behandlung von bakteriellen und entzündlichen Erkrankungen der Nieren (entwässernd), Harnwege und des Darmes (erweichend), kommt seinem hohen Gehalt an Kieselsäure (Siliziumoxide) in der Behandlung rheumatischer Bindegewebserkrankungen Bedeutung zu. Die Kieselsäure bezieht der Ackerschachtelhalm aus den Bodenmineralien (Gerüste von Kieselalgen des Urmeeres) und reichert sie in der Pflanze an. Der hohe Siliziumgehalt dient dem Körper im Stoffwechsel des Binde- und Stützgewebes (Haut, Haare, Nägel, Knorpel und Knochen) bei der Vernetzung von Kollagenfasern und somit der Feuchtigkeitsregulation sowie beim Einbau des Kalziums in die Knochen. In der Grundsubstanz der Knochen- und Knorpelmatrix, aber auch im Bindegewebe dient Kieselsäure der Regulation des pH-Wertes und damit der Nährstoffdiffusion in den Geweben. Außerdem stimuliert Silizium das Immunsystem. Ich verwende Ackerschachtelhalm in der komplementären Therapie bei Osteoporose und Osteoarthrose in Form eines Teeaufgusses. Wegen seiner positiven Wirkungen auf das Bindegewebe eignet sich Ackerschachtelhalm auch zur Behandlung von altersbedingten Veränderungen der Haut, der Haare und der Nägel.

Punica granatum semen (Granatapfel-Samen)

- vom Geschmack süß, adstringierend, thermisch leicht warm
- tonisiert das Blut, stark östrogenhaltig, antioxidativ, aphrodisierend, nährt das Yin
- enthält mehrfach ungesättigte Fettsäuren (Gamma-Linolensäure, Linolsäure), Eisen, Kalzium, Kalium und Phosphor
- nährt das Nieren-Yin und die Nierenessenz (Jing), lindert Hitzewallungen, befeuchtet, fördert durch Phyto-Östrogene (Granatapfel-Samen sind die bisher reichhaltigste Quelle für Östron in der Phytotherapie!) und durch mehrfach ungesättigte Fettsäuren die Knochengesundheit (Osteoporose-Prophylaxe), regeneriert die Haut, neuroprotektiv, nährt das Blut, gefäßschützend, entzündungshemmend

Trifolium pratense (Rotklee)

- vom Geschmack süß, salzig und thermisch kühlend, wirkt nährend und antientzündlich

- reich an Vitaminen und Mineralien
- nährt das Östrogen
- tonisiert Nieren-Yin und -Essenz, gegen Menopausen-Syndrom, hormonell ausgleichend, reich an Phyto-Östrogenen, Osteoporoseprophylaxe, Verlangsamung von Alterungsprozessen

Boraginis officinalis semen (Borretschöl-Samen)

- vom Geschmack leicht sauer und süß, etwas salzig, thermisch leicht kühl
- wirkt befeuchtend, beruhigend, entzündungshemmend, blutreinigend, immunstimulierend
- nährt das Nieren-Yin, unterstützt Östrogen und Gestagen
- enthält mehrfach ungesättigte Fettsäuren
- gegen nichtalkoholische Fettleber, gegen Depression und Gereiztheit

Rhizoma Dioscoreae villosae (Yamswurzel), SHAN YAO

- vom Geschmack bitter und süß, thermisch neutral bis warm
- stärkt das Nieren-Yin, nährt das Progesteron, tonisiert Nieren-Qi und -Yang
- gegen: Osteoporose, Haarausfall, Hitzewallungen, Trockenheit, Menopausen-Syndrom

Acorus calamus (Kalmus)

- vom Geschmack bitter, scharf, thermisch leicht warm
- tonisiert das Qi, beruhigt den Geist (Shen), verbessert die Konzentrationsfähigkeit
- tonisiert das Nieren-Yang, stärkt die Knochen, fördert Kallusbildung, Osteoporoseprophylaxe, appetitanregend (Mangelernährung, Anorexie), Nikotinentwöhnung
- reguliert den Säure-Basen-Haushalt

Fructus Carduus marianus (Mariendistel-Früchte, Silybum marianum)

- vom Geschmack süß, bitter

- heute das gebräuchlichste Pflanzenmittel gegen Leberentzündung (Hepatitis) und Fettleber. Berühmtheit erlangte die Mariendistel in der Behandlung der akuten Vergiftung mit dem Knollenblätterpilz

Nicht nur berühmt, sondern auch wirksam: Mariendistel
Die Inhaltsstoffe der Mariendistel (Silymarin) können die körpereigene Produktion von Antioxidantien (Superoxid-Dismutase, Glutathion-Peroxidase, Katalase) stimulieren. Studien haben die positiven Effekte auf den Knochenstoffwechsel dokumentiert. In einer Studie zur Heilung von Knochenbrüchen bei Mäusen erhöhte eine Supplementierung mit Silymarin die Knochendichte. Silymarin zeigte auch deutliche östrogene antiosteoporotische Effekte in der Knochenstruktur. Silymarin scheint eine entscheidende Rolle bei der Vorbeugung von Knochenschwund durch Östrogenmangel zu spielen.

Osteoporose und Salutogenese

Da Sie bei der Lektüre bis hierher so tapfer durchgehalten haben, möchte ich Ihnen nun noch einen Geheimtipp geben:

Haben Sie schon einmal etwas vom Thermalgebiet der Euganeischen Hügel in Italien gehört? Dieses Gebiet liegt südlich von Verona, Venedig und Padua und war den alten Römern vor 2000 Jahren bereits als Kurort bekannt. Die Euganeischen Hügel sind eine Hügelkette vulkanischen Ursprungs, die sich aus der Po-Ebene gegen die südlichen Alpen emporgehoben hat. Hier befindet sich das größte Thermalgebiet Europas. Die Wirkung dieser Thermalquellen gründet in der Kombination aus heißem Thermalwasser, welches aus den Alpen fließt und nach seiner langen Reise durch das Gestein, während der es mit heilkräftigen Mineralien angereichert wird, im Thermalbecken von Terme Euganee mit einer Temperatur von 87 °C wieder zutage tritt und dem Fango-Heilschlamm seine Heilkraft verleiht. Dieses weltweit einzigartige Thermalwasser hat entscheidenden Einfluss auf die Reifung, Konservierung und erneute Aufbereitung des Heilschlamms.

Heilende Kräfte in Nord-Italien

Der Heilschlamm, Fango genannt, reift für 2–6 Monate in großen Becken. Während dieser Zeitspanne wird er ununterbrochen vom Thermalwasser durchströmt. So kann er sich mit wertvollen Mineralien wie Kalzium, Natrium, Chlor, Brom und Jod, die das Wasser aus den Alpen mit sich führt, anreichern. Außerdem werden im Fango auch Mikroorganismen, wie zum Beispiel Cyanobakterien und auch Glykoproteine, nachgewiesen. Aufgrund seiner Zusammensetzung verfügt der Fangoschlamm über ausgezeichnete entzündungshemmende Eigenschaften. Die Ausschüttung körpereigener Glückshormone, der Endorphine, wurde ebenfalls stimuliert. Das ist besonders für stressinduzierte Beschwerdebilder bedeutsam. Die Erhöhung von Wachstumsfaktoren für Osteoblasten führt zu einer Stimulation des Knochenaufbaus. Zudem wurde an Patienten nach der Fangokur eine Erhöhung des Insulin like growth factor IGF, eines weiteren Stimulators für die Knochenneubildung, gemessen. Deswegen ist eine jährliche Fangokur in den Terme Euganee von 10–12 Anwendungen für Patienten mit Osteoporose besonders nach Knochenbrüchen nur zu empfehlen.

Ich selbst habe mich von der Wirkung und der Qualität mehr als ein dutzend Mal überzeugen können. Die Terme Euganee sind ein wahrer Jungbrunnen. Ein Cappuccino auf der Piazza de la San Marco, die Betrachtung der beeindruckenden Werke Tizians oder Tintorettos in Venedig sind ebenso salutogenetisch wirksam wie der Genuss eines Latte Macchiato im Café Pedrocchi in der Universitätsstadt Padua oder ein Konzert in der Arena di Verona. Das ist pures Dolce Vita oder gelebte Salutogenese.

Vorbeugend heilen

So vielgestaltig die Ursachen einer Osteoporose sind, so mannigfaltig sind auch deren Behandlungsmöglichkeiten. Es kommt darauf an, die individuellen Krankheitsursachen zu erkennen, um eine individuelle Behandlungsstrategie zu entwickeln. Bei der Osteoporose handelt es sich um ein lebenslanges Leiden, das lebenslanger Behandlung bedarf. Allerdings unterscheiden sich die Krankheitsphasen voneinander. Eine gute Behandlungsstrategie wird diesen Phasen durch ständige Anpassung im Sinne einer personalisierten Medizin gerecht. Wenn auch Sie ein paar allgemeingültige Regeln berücksichtigen, können Sie viel zur Vorbeugung und zur Linderung Ihrer Erkrankung beitragen.

Kuren mit Wasser und Mittelmeerküche

Die häufigsten Indikationen für eine derartige Kur sind Arthrose, Osteoporose, Zustand nach Knochenbrüchen, Rheuma (nicht in einer akut-entzündlichen Phase), Autoimmunkrankheiten, M. Bechterew, Fibromyalgie, Fasziitis sowie Bandscheiben- und sonstige Wirbelsäulenerkrankungen. Da sich das Thermalwasser auch zur Inhalation eignet, sind ebenso chronische Bronchitis, COPD, Asthma und chronische Nasennebenhöhlenentzündungen, rezidivierende Kehlkopf- und Mittelohrentzündungen zu den Indikationen zu zählen. Auch zu einer Trinkkur ist das Thermalwasser wegen seiner reichhaltigen Mineralien zu empfehlen. Die Qualität und die Zusammensetzung der Heilmittel in den Terme Euganee werden kontinuierlich durch die Universität Padua geprüft und zertifiziert.

Die pesco-vegetarische Diät, auch Mittelmeerdiät genannt, gilt heute als eine der gesündesten Ernährungsweisen der Welt und ist geprägt von den traditionellen Aromen und Kochmethoden des Mittelmeerraums. In der traditionellen Mittelmeerküche finden sich kaum industriell verarbeitete Lebensmittel, Zucker und ungesunde Fette. Stattdessen zeichnet sich die Mittelmeerdiät durch viel frisches, vor allem regionales Gemüse, frische Kräuter, gesunde Fette und Öle, frisches Obst, Hülsenfrüchte, Nüsse und frischen

Fisch aus. Diese Lebensmittel sind reich an wichtigen Nährstoffen und Antioxidantien. Dank dieser gesunden Lebensmittelauswahl bietet die mediterrane Ernährung viele gesundheitliche Vorteile und ermöglicht es den Menschen, gesund zu altern.
Die typischen Mahlzeiten enthalten folgende Komponenten:

- 55–60 % komplexe Kohlenhydrate – in erster Linie frisches, sonnengereiftes Gemüse und regionale Früchte sowie Vollkornprodukte, Kartoffeln und Pseudogetreide wie Quinoa.
- 25–30 % Fett – vor allem pflanzliche Fette aus Avocado, Nüssen und Samen sowie Olivenöl. Frischer Fisch liefert zusätzlich wertvolle Omega-3-Fettsäuren.
- 10–15 % Proteine – aus weißem Fleisch, Fisch, Eiern, Hülsenfrüchten sowie Schaf- und Ziegenmilchprodukten.

Die Grundprinzipien für die Mittelmeerdiät sehen im Allgemeinen so aus:

- ein höherer Verzehr komplexer Kohlenhydrate im Vergleich zu einfachen Kohlenhydraten (meiden von Weißmehl und Zucker),
- mehr pflanzliches und weniger tierisches Eiweiß,
- ein hoher Anteil an Ballaststoffen und
- eine Vorliebe für bestimmte pflanzliche, gesündere Fette (Oliven, Avocado, Nüsse).

Also, worauf warten Sie noch? Gönnen Sie sich einen Aufenthalt von 12–14 Tagen in Italien und werden Sie um Monate oder Jahre jünger! Ideal ist ein Kurzurlaub im zeitigen Frühjahr oder im Herbst. Das zeitige Frühjahr bieten den Vorteil, dass man im Fango die Schlacken, die sich im vergangenen Winter im Bindegewebe abgelagert haben und zu einer Fasziitis, Übersäuerung oder silent inflammation führten, wieder loswird. Und die kalten Knochen werden wunderbar bis ins Mark gewärmt. Die aktive Bewegung, zu der die wunderschöne italienische Landschaft täglich einlädt, tut ein Übriges.

Anhang

Weiterführende Informationen

Ich kann den Patientinnen oder Patienten nur raten, sich an die entsprechenden Fachleute zu wenden. Im deutschsprachigen Raum wird die Fachexpertise durch die Bezeichnung »Osteologe DVO« ausgewiesen. Der Dachverband Osteologie (DVO) ist der interdisziplinäre Zusammenschluss der wissenschaftlichen Fachgesellschaften in Deutschland, Österreich und der Schweiz, die sich mit den Erkrankungen des Knochens befassen und somit das Expertenwissen über den Knochenstoffwechsel repräsentieren.

Literaturhinweise

Kim, J.-L. & al. (2012). *Osteogenic activity of silymarin through enhancement of alkaline phosphatase and osteocalcin in osteoblasts and tibia-fractured mice.* Exp Biol Med (Maywood) 2012 Apr;237(4): 417–28.

König, T. (2022). *Romosozumab – wertvolle Stütze der Sequenztherapie.* Osteologie 2022;31:208.

König, T. (2021). *Ein neues Bewusstsein.* www.ratgeber-lifestyle.de/beitraege/persoenlichkeitsentwicklung/ein-neues-bewusstsein

König, T. (2021). *Arthrose und Verdauung – wie geht das zusammen?* www.ratgeber-lifestyle.de/beitraege/gesundheit/arthrose-und-verdauung-wie-geht-das-zusammen

König, T. (2020). *Effects of the First Decade of Osteoporosis-Therapy with Denosumab (DMAB).* Ortho Res Online J.6(5).OPROJ.000647-2020.

König, T. (2020). *Erste Dekade Denosumabtherapie in der osteologischen Schwerpunktpraxis.* Orthopädie & Rheuma 2020; 23(5): 38–46.

König, T. (2019). *Fragilitätsfraktur des Beckens als Indikator für eine Osteoporose.* Orthopädie & Rheuma 2019; 22(1): 24–27.

König, T. (2018). *Arthrose – ganz anders. Warum Arthrose nicht Schicksal ist.* Deutsche Literaturgesellschaft.

König, T. (2017). *Hormontherapie bei Transsexuellen: Osteoporose-Risiko im Auge behalten.* Orthopädie & Rheuma 2017;20(3): 26–28.

König, T. (2015). *Wirbelfrakturen bei Männern: an sekundäre Osteoporose denken.* Orthopädie & Rheuma 2015; 18(5).

König, T. (2014). *Warum wir leiden? Buddhas Lehre von den »Vier Edlen Wahrheiten«.* Festschrift zur Einweihung des Wat Buddhametta Warburg (2014):29–33.

König, T. & Köhler, A. (2003). *Qigong Yangsheng-Bewegungslernen im Rhythmus von Ruhe und Bewegung – Gedanken zur Schulung des Rückens.* Krankengymnastik Zeitschrift für Physiotherapeuten 3 (2003):400–402.

Danksagung

Zuvorderst möchte ich mich bei all meinen langjährigen Patientinnen und Patienten bedanken. Ihnen gilt dieses Buch. Teilweise seit 30 Jahren halten Sie mir und meinem Team die Treue und schenken uns ihr Vertrauen. Mein Team und ich haben uns in diesen drei Jahrzehnten permanent fortgebildet, Lebenszeit und Geld investiert, um Ihnen, liebe Patientin und lieber Patient, mit dem ganzen aktuellen Wissen und mit Rat und Tat zur Seite zu stehen. Mein besonderer Dank geht an mein Team, Frau Sabine Giehl und Frau Kathleen Nitschke, die seit über 30 Jahren unermüdlich an meiner Seite zum Wohl unserer Patientinnen und Patienten tagtäglich ihren Dienst tun. Jede an ihrem Platz und jede nach ihren Möglichkeiten. Aber immer in Treue und Loyalität mir und der Praxis gegenüber. Ohne ihre Arbeit wäre mein Tun unmöglich.

Das größte Dankeschön aber möchte ich meiner Partnerin und Mitstreiterin Elke Lingott überbringen. Ohne sie wäre alles nichts. Von der Ausbildung zur Zahnarzthelferin über den Beruf der Zahntechnikerin ist sie heute meine Praxismanagerin, unser Ernährungscoach und die Organisatorin und Expertin rund um das Thema Osteoporose in unserem Osteologischen Schwerpunktzentrum. Seit nunmehr 14 Jahren ist sie die wichtigste Stütze meiner Arbeit und meines persönlichen Lebens. Mit Tausenden von Knochendichtemessungen, Sturztests, Kalziumfragebögen, Risikofragebögen, Handkraftmessungen, Hunderten BIA-Messungen und Ernährungsberatungen hat sie ein Niveau erreicht, das seinesgleichen sucht. Voller persönlichem Engagement, Akribie und persönlicher Hingabe für die Sache und die Osteoporosepatientinnen und -patienten ist sie die Stütze meiner gesamten Arbeit. Mehrmals hat sie das Manuskript zu diesem Buch korrekturgelesen und mit ihren fachlichen Tipps und Anmerkungen bereichert. Mit den Daten, die sie ermittelt, war dieses Buch überhaupt erst möglich. Ihr ist dieses Buch gewidmet. Herzlichen Dank für alles!

Zuletzt danke ich dem Kosmos Verlag für die Initiative zu diesem Buch. Mein besonderer Dank gilt dem sach- und fachkundigen Lektorat unter Frau Burgi und besonders Frau Janke für die Anregungen, die intensive Betreuung und die vertrauensvolle und konstruktive Zusammenarbeit bei der Entstehung des Buches.